스포츠 경기력 향상을 위한

트레이닝 가이드

스포츠 경기력 향상을 위한

트레이닝 가이드

초판 인쇄: 2025년 5월 20일
초판 발행: 2025년 5월 30일
저　자: 김병곤 · 김동우 · 공성아
발행인: 문정구
발행처: (주)바이오사이언스출판
본　사: 10860 경기도 파주시 탄현면 국화향길 10-56, 1동
서울사무소: 06569 서울특별시 서초구 도구로 115, 3층(방배동)
전　화: (02)581-4057~8
팩　스: (02)581-4059
이메일: biosciencepub11@hanmail.net
홈페이지: http://www.biobooks.co.kr
ISBN: 978-89-6824-178-9 (93690)
등록번호: 제22-3079호

값 17,000원

BIOSCIENCE (주)바이오사이언스출판

스포츠 경기력 향상을 위한

트레이닝 가이드

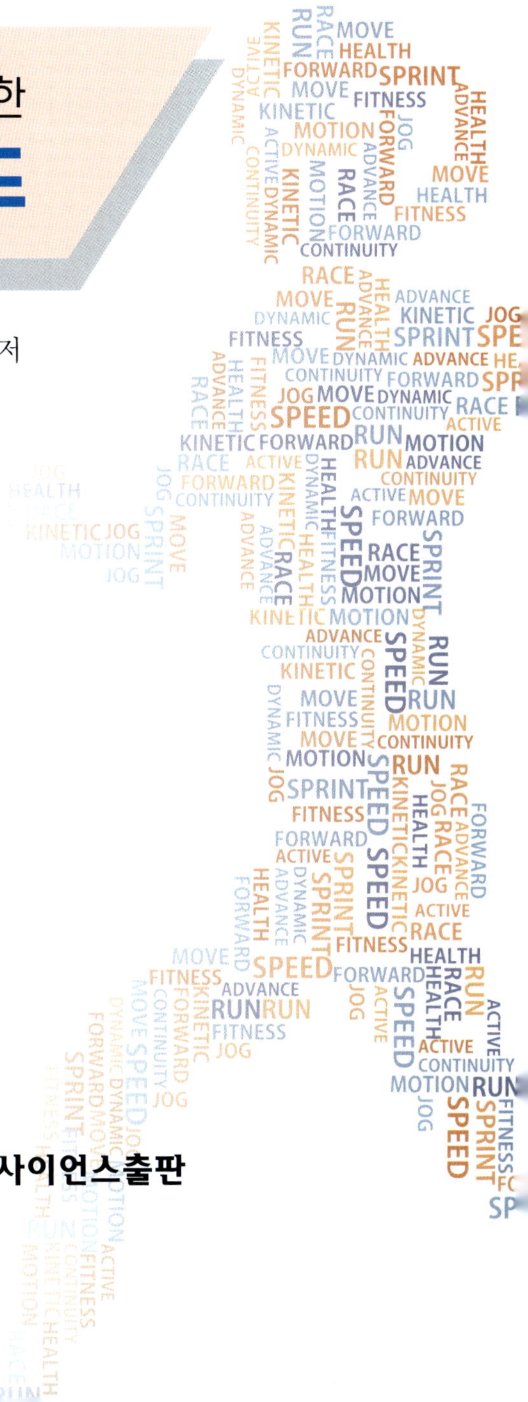

김병곤 · 김동우 · 공성아 저

BIOSCIENCE
(주)바이오사이언스출판

저자 이력 및 경력

김병곤 박사

현) K-퍼포먼스 기능 연구소 대표/STSLab(주)
현) 퀄핏 퍼포먼스센터 디렉터
현) 한국골프학회 부회장
전) 키움히어로즈 단장특별보좌(스포츠사이언스팀)
전) 토론토 블루제이스(류현진선수) 퍼포먼스 코치
전) 중고등학교 골프연맹 이사

김동우 박사

현) 퀄핏 퍼포먼스 대표
현) 템파베이 레이스(김하성선수) 선수트레이너
현) 대학골프연맹 의무위원
현) K-퍼포먼스 기능 연구소 부대표
전) 광운대학교 스포츠건강재활 외래교수
전) 한양대학교 체육학과 겸임교수

공성아 박사

현) 성균관대학교 삼성융합의과학원 연구교수
현) 삼성서울병원 환자중심삶의질연구소 연구원
현) 주)스페이스톡 미래전략실
현) EIM 이사/대한근감소학회 운동분과 위원/대학폐암학회 홍보위원
전) 사)대한건강운동관리사협회 부회장
전) 서울대학교 스포츠과학연구원 객원연구원

들어가며

퍼포먼스 코치들을 위해...

(피지컬·스트랭스·체력·트레이닝 코치)

퍼포먼스 트레이닝을 하기 위해 필요한 요건들은 어떤 것일까? 트레이닝의 전문지식, 부상에 대한 이해, 생리학적인 이론, 트레이닝을 보여줄 수 있는 시범 자세 등 많은 요건들이 필요하다. 이와 같은 요건들 중 가장 중요한 것은 선수에 대한 이해가 첫 번째일 것이다.

제아무리 좋은 트레이닝 기술을 가지고 있다고 하더라도 선수를 파악하지 못한 채 트레이닝을 적용하게 되면 올바른 트레이닝이라고 할 수 없다.

선수 개인에 대해서 알아야 하고, 그 선수와 어떤 관계를 유지하면서 트레이닝을 진행 할 것인지, 좋아하는 것은 무엇이고 싫어하는 것은 무엇인지와 같이 처음에는 선수를 파악하는 데 시간을 보내야 한다고 생각한다.

따라서 퍼포먼스 코치의 첫 번째 덕목은 선수의 생활습관, 운동습관, 행동 습관, 성격 등을 파악하고 소통하는 능력을 기르는 것이다. 저자 역시 트레이너를 시작한 신입 3년간은 소통을 하지 못하고 스스로 만든 프로그램에 자아도취되어 소통이 불가능한 벽 같은 존재의 트레이너였다. 그 후 선수와 진정으로 교감을 하게 되면서 조금씩 선수를 이해하게 되었고 선수와 트레이닝 프로그램을 상의하는 과정에서 조금 더 편안한 관계가 이루어지면서 트레이닝의 성과는 더 좋아졌다. 두 번째 덕목은 트레이닝의 전문성을 가지고 있는 것이다. 트레이닝의 전문성을 높이기 위해서 필요한 항목인 운동생리학은 트레이닝 전반을 이해하는 데 매우 중요한 요소다. 손상학을 공부하면 부상으로 인해 인체가 어떻게 부정렬이 생기는지 알게 되고 부정렬을 알게 되면 어떻게 다시 정상으로 되돌릴 수 있을지가 나오게 된다. 부정렬에 대한 이해는 약점을 정확하게 파악하게 되어 운동 지도의 큐잉을 더 정교하게 만들어 준다. 세 번째 덕목은 종목에 대한 이해도를 높이는 것이다. 퍼포먼스 코치는 하나의 종목에 국한되어 활동하는 분야가 아니라 전체 스포츠 선수를 트레이닝시킬 수 있다. 스포츠 특성화는 전체 트레이닝의 10~20%에 불과하고, 나머지 80~90%는 기초체력, 운동체력등이 차지하기 때문이다. 하지만 때로는 10~20%가 80%보다 더 중요하게 작용할 수도 있다. 따라서 스포츠에 대한 이해는 너무나도 중요한 요소다. 20여 년 선수트레이너, 피지컬 코치, 건강운동관리사를 하면서 배우고 익힌 순서들이다. 퍼포먼스 코치가 되고자 하는 분들에게 도움이 되길 바란다.

2025.4

저자일동

목 차

1장

퍼포먼스 트레이닝을 위한 준비

1. 컨디셔닝에 대한 이해
2. 생활습관 만들기
3. 트레이닝 원리
4. 스포츠 종목별 트레이닝
5. 트레이닝 주기화
6. 트레이닝 관점

1장 퍼포먼스 트레이닝을 위한 준비

1. 컨디셔닝에 대한 이해

스포츠 종목별 체력의 요소에서는 스포츠 종목에 따라 트레이닝을 해야 하는 체력의 요소를 알 수 있다. 체력의 요소는 힘을 기반으로 하는 스포츠, 속도를 기반으로 하는 스포츠, 지구력을 기반으로 하는 스포츠로 구분된다. 대부분의 스포츠는 힘, 속도, 지구력이 모두 필요로 하고, 트레이닝의 계획은 이 세 가지 체력요소를 각각 다른 비율로 적용하여 트레이닝을 해야 한다. 역도는 힘을 기반으로 속도와 지구력이 거의 필요하지 않고, 마라톤은 지구력을 기반으로 속도와 힘이 거의 필요하지 않으며, 야구는 힘이 주된 체력적 요소이고 다음으로 속도가 필요하며, 약간의 지구력의 비율이 필요한 스포츠다. 이렇게 퍼포먼스 코치는 본인이 지도하는 스포츠의 특성을 파악한 후 비율을 고려하여 트레이닝 프로그램을 계획해야 한다.

선수의 컨디셔닝은 일반적으로 피로, 활동력, 맥박, 체온, 혈압, 호흡 등의 체크로 확인 한다. 컨디셔닝은 생활패턴 관리, 정신관리, 영양 관리를 기본으로 구조(Structure), 건강(Fitness), 경기력(Performance) 등의 요소에 따라 레벨이 변화하게 된다. 따라서 선수의 몸 상태를 체크하여 트레이닝 주기화를 기획하고 선수의 경기력을 향상시키기 위한 프로그램을 진행해야 한다.

퍼포먼스 트레이닝 설계에서 가장 먼저 염두에 두어야 할 것은 과훈련에 선수가 노출되는 것을 주의해야 한다. 코치들이 어떻게 하면 선수를 강하게 만들 수 있을까에 대한 고민은 많이 하지만 과훈련의 증상에 관련된 내용에는 관심이 없다. 그러나 훈련의 효과를

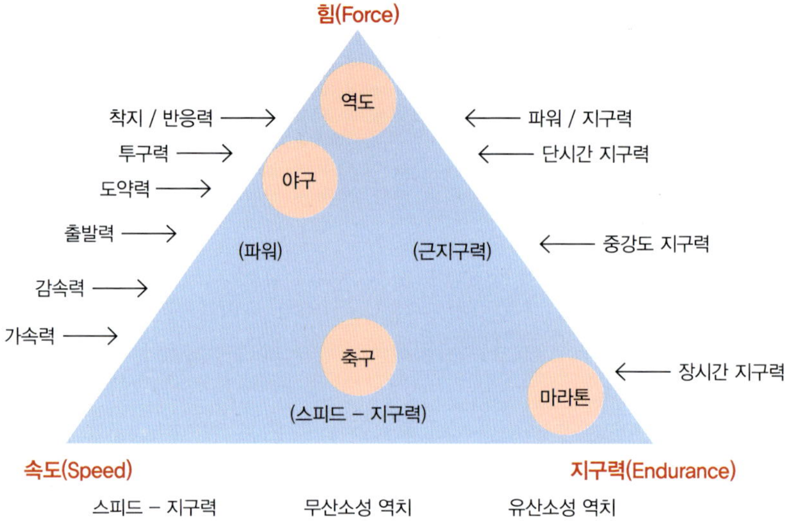

그림 1 스포츠 종목별 체력의 요소

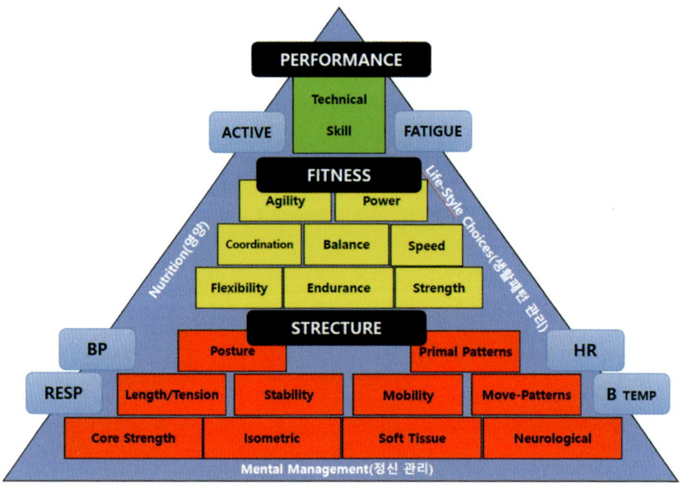

그림 2 컨디셔닝 피라미드

극대화 시키기 위해서는 과훈련 바로 전 단계까지의 훈련이 가장 강한 트레이닝이기에 정확히 알고 있어야 한다. [**표 1** 과훈련에 의한

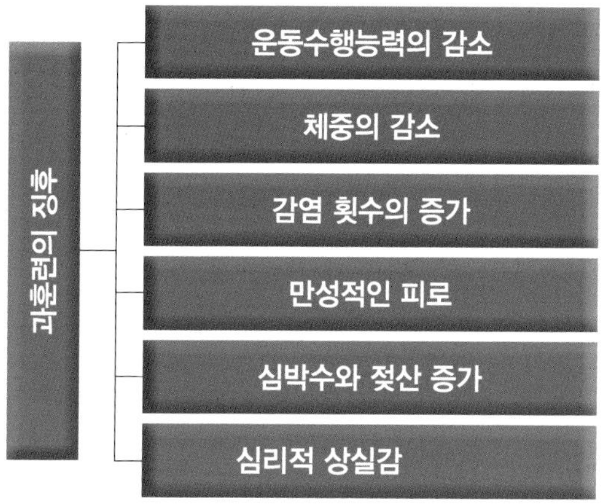
과훈련의 징후
운동수행능력의 감소
체중의 감소
감염 횟수의 증가
만성적인 피로
심박수와 젖산 증가
심리적 상실감

표 1 과훈련에 의한 징후

징후]에서 과훈련의 증상은 여러 가지가 있지만 아래 6가지 대표적인 증상들이 일반적이다. 운동수행능력의 감소는 달리는 스피드 및 지구력 저하와 들어올리는 중량이 올라가지 않고 오히려 줄어드는 증상으로 확인될 수 있다. 트레이닝의 강도가 너무 강하게 되면 식욕이 저하되고 체중이 감소하게 된다. 과훈련은 인체의 면역 체계를 무너뜨려 감기와 같은 감염 증상이 빈번하게 벌어지게 한다. 만성적인 피로가 느껴지게 되면 운동 중, 휴식 중에도 심박수와 젖산이 증가하게 되며, 심리적 상실감으로 의욕저하 등 우울증이 생기기도 한다. 팀과 선수 개인에게 이러한 현상들이 나타나는 것을 잘 확인하여 훈련의 양과 강도를 조절하는 것이 필요하다.

이제 퍼포먼스 코치가 되기 위해서 준비하는 학생 또는 취업 준비생들에게 퍼포먼스 코치가 하는 일에 대해 간단하게 정리하여 보여주려고 한다. 아직 퍼포먼스 코치라는 직업이 미국이나 유럽에서도 완전하게 자리 잡지 않은 상태이기 때문에 현재 직무가 완전히 정리된 상태는 아니다. 앞으로 이 직업을 어떻게 만들어 나가느냐는 이 일을 하는 코치들 또는 이제 시작하려고 하는 분들의 준비와 노력에 따라 직업의 역량이 커질 수도 있고 반대로 위축되어 할 수 있는 일들이 작아질 수도 있다. 가능하면 많은 일들을 하는 것도 좋지만 퍼포먼스 코치의 가장 중요한 업무에 대해 잊지 않기를 바란다. 모든 일에는 우선순위(어떤 것을 먼저 차지하거나 사용할 수 있는 차례나 위치: 네이버사전)가 존재한다. 가장 중요하게 먼저 알아야 할 것을 채우고 다른 부분을 하나씩 확장해 나가는 방식을 취하는 것이 좋다고 생각한다.

[**그림 3 퍼포먼스 코치의 교육 단계**]에서는 퍼포먼스 코치의 교육 단계에서 가장 먼저 배워야 할 첫 번째는 선수와 관계를 설정하고 선수를 파악해 나가는 것이다. 선수와 코치의 거리를 어느 정도로 만들어야 적절한지 또한 선수가 그동안 해온 트레이닝은 어떤 것인지와 반대로 하지 않은 트레이닝은 어떤 것들이 있는지를 알아보아야 한다. 트레이닝을 오랫동안 해도 운동을 잘 못할 수도 있고 운동신경이 좋아 배우지 않았어도 잘 하는 선수가 있기 때문에 단순하

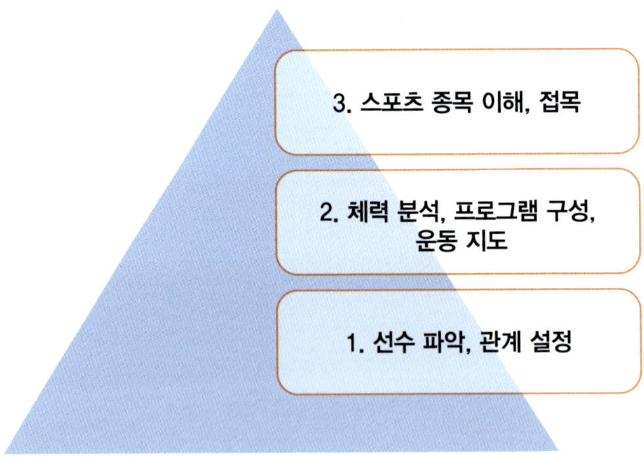

그림 3 퍼포먼스 코치의 교육 단계

게 운동 경력만 가지고 판단하기는 힘든 일이다. 두 번째는 선수의 체력분석(건강 및 운동능력)을 통해 트레이닝 프로그램을 구성하고 트레이닝을 지도하는 일이다. 선수의 체력적 약점이 개선되기 위해서는 부족한 부분을 확인하여 전략적인 프로그램으로 접근해야 효율성이 커지게 된다. 선수 또는 코치가 감각적으로 원하는 운동을 시키는 것은 체력이 향상되는 것을 포기하는 것과 마찬가지다. 마지막으로는 선수의 체력이 어느 정도 완성되었다면 스포츠 종목에 알맞는 특이성을 접목하여 트레이닝시키는 것이다. 트레이닝의 특이성을 잘못 이해하는 경우가 많다. 축구선수는 축구공을 가지고 트레이닝하고, 야구선수는 야구공을 가지고 트레이닝하고, 농구선수는 농구공을 가지고 트레이닝하고, 배구선수는 배구공을 가지고 트레이닝하고, 골프 선수는 골프 스윙을 시키는 것이 특이성을 적용하는 것이 아니다. 특이성을 잘 적용하는 것은 그 스포츠 종목에서 어떤 움직임과 에너지 시스템이 많이 사용되는지를 파악하고 근육과 연부조직이 상호 협응하게 하여 기술을 잘 발휘할 수 있도록 기초를 튼튼하게 만들어 주는 것이다.

퍼포먼스 코치의 업무에는 [**표 2 퍼포먼스 코치의 업무**]에서 보이는 것처럼 4가지 요소가 기본적으로 필요하다. 가장 기본이 되는 것은 선수의 생활습관이다. 수면시간, 수면타이밍, 숙면의 정도와 하루에 움직이는 질과 양, 많이 하는 행동 등의 파악은 트레이닝을 시작하기 이전에 선수의 습관을 알고 준비해야 하므로 먼저 확인해야 할 요소다. 트레이닝은 주기화 및 프로그램 구성과 교정해야 할 요소 등을 파악하고 준비하는 과정이다. 영양파트에서는 식사의 선호도, 식사의 규칙성과 타이밍, 영양의 밸런스 등을 확인하여 필요한 부분을 조언해 준다. 심리적인 부분은 전문가의 상담이 가장 좋긴 하나 전문가의 도움을 받기 어려운 상황이라면 선수의 이야기를

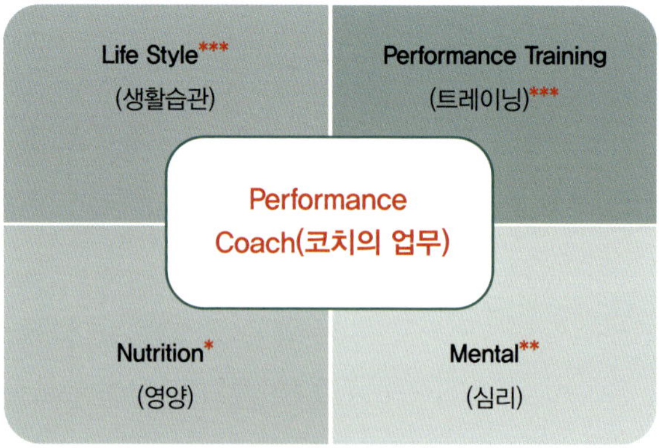

표 2 퍼포먼스 코치의 업무, *표는 중요순위

많이 들어주는 것으로도 심리적 안정을 도모할 수 있다.

많은 퍼포먼스 코치들이 자신이 배운 것 또는 좋아하는 것을 위주로 트레이닝시키는 경우가 많다. 예를 들어 퍼포먼스 코치가 역도 선수 출신이면 모든 선수에게 역도를 지도해야 하고, 보디빌더 출신이면 모든 선수를 보디빌딩 형태로 트레이닝시키고, 육상을 전공한 트레이너는 뛰는 것으로 모든 트레이닝을 시키려 하고, 재활을 공부한 트레이너는 재활의 형태로 선수를 계속해서 지도하려는 경향이 있다. 퍼포먼스 코치는 다양한 운동 경험과 트레이닝 노하우를 가져야 하는 전문 영역이다. 따라서 자신이 배운 것을 가르치는 것이 아니라 선수에게 필요한 트레이닝을 지도해야 한다는 것을 잊어버려서는 안 된다. 퍼포먼스 코치의 트레이닝 업무를 한 번 살펴보자. [**표 3**]에서 퍼포먼스 트레이닝의 요소 중 최소한 4가지는 할 수 있어야 된다. 아래 네 가지 항목이 하나하나 방대한 내용들이기 때문에 어떤 것을 이 파트에서 진행해도 문제는 없을 것이다. 간단하게 예시를 들어 설명하도록 하겠다. 저항(Resistance) 트레이닝에는 일반적인 웨이트 트레이닝, 역도, 케틀벨과 같이 어떤 장비를 사용해서 저항을 주어 힘과 파워를 향상시키는 운동이 해당된다. 심혈관계(Cardiovascular)트레이닝은 심폐지구력을 향상시키기 위해 하는 모든 운동이 이곳에 해당되며, 단거리 달리기 역시 이 파트에 해당된다. SAQ(Speed, Agility, Quickness)는 스피드 향상을 위한 트레이닝, 민첩성 향상을 위한 트레이닝, 빠른 움직임을 만들기 위한 트레이닝과 플라이오메트릭이 이 파트에 해당된다. 마지막으로 리듬 앤 로딩(Rhythm & Loading)은 움직이는 모든 동작에 춤을 추는 것처

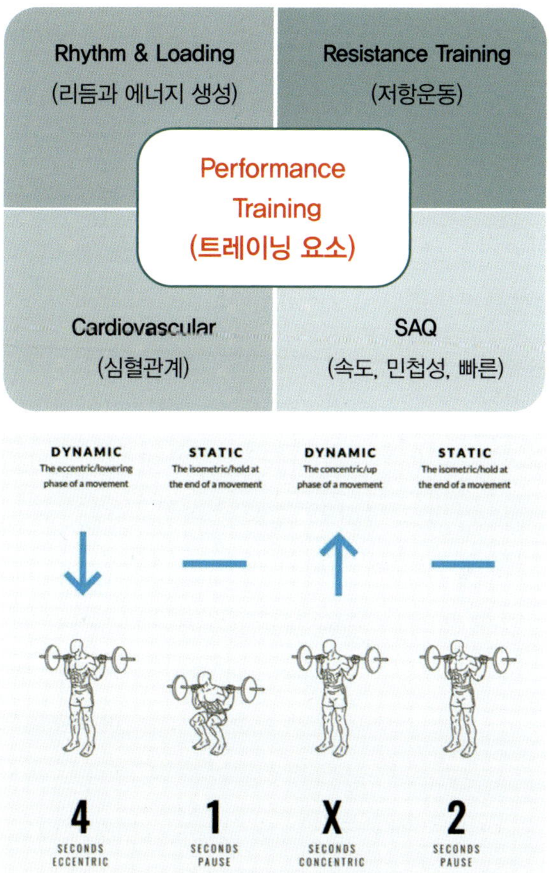

표 3 퍼포먼스 트레이닝의 요소

럼 리듬을 가지고 있어야 하고 그 리듬 안에서 힘을 모으는 동작과 힘을 사용하는 동작을 만들 수 있어야 한다. 대표적으로 다이나믹 스트레칭이 이 파트에 속한다고 할 수 있다.

퍼포먼스 코치는 선수의 컨디션을 파악하여 데이터를 수집하고 가공해서 선수의 장단점을 분석함으로써 현재 상태를 파악하고 미래를 예측하는 일을 한다. 퍼포먼스 코치는 데이터를 잘 수집하고 분석하여 장단점을 파악해야 선수의 부상을 예방하거나 체력을 향상시켜 경기력이 좋아진다. 다음 표에 나와 있는 준비, 트레이닝, 회복의 항목에 있는 것을 기록하고 선수의 컨디션을 확인해서, 컨디션이 나빠지거나 부상의 위험성이 있는 문제를 인지하고 그 문제를 해결할 수 있는 실마리를 이곳에서 찾아내야 한다. 최근 미국 프로야구(MLB)에서도 데이터 팀을 따로 둘 정도로 데이터 수집에 대해 중요하게 생각하고 팀을 운영한다. 한국야구(KBO) 역시 데이터의 중요성을 인식하기 시작하면서 전력 분석팀이 데이터 수집을 매우 강조하면서 운영하고 있다. 하지만 한 가지 아쉬운 점은 최첨단 장비를 통해서 얻은 선수들의 경기 기록에 관련된 데이터만 넘쳐나는 것 같다는 점이다. 선수의 경기 데이터가 중요하지 않다는 것이 아니라 경기 데이터는 모든 준비의 결과물이기 때문에 경기 데이터 이전의 과정에 관련된 데이터가 먼저 수집되고 분석되어야 한다. 선수의 부상, 재활, 체력 상태, 컨디션 상태 등을 수집하여 이 데이터를 통해 어떻게 부상을 예방하고 체력을 향상시킬 것인지, 컨디션 조절과 회복은 어떤 방식을 취할 것인지에 대한 전략이 필요하다. 최첨단 장비에서 나오는 데이터와 달리 이런 부분이 MLB에 비해 KBO가 훨씬 더 부족하다. 결국 과정에 대한 데이터 수집을 건너뛰고 결과에 대한 데이터만 수집하는 것처럼 보이게 되는 것이다.

꼭 첨단 장비를 사용하여 수집하는 것이 아니더라도 개인 스스로가 데이터를 수집하는, 즉 하루에 잠은 몇 시간 잤는지, 어떤 음식을 먹었는지, 하루에 투구는 몇 개를 했는지, 타격은 몇 개를 했는지, 저항운동(웨이트 트레이닝), 러닝, 운동은 어떤 것을 어떻게 하고 있는지와 같이 아주 사소한 것들을 수집하게 되면 선수의 문제

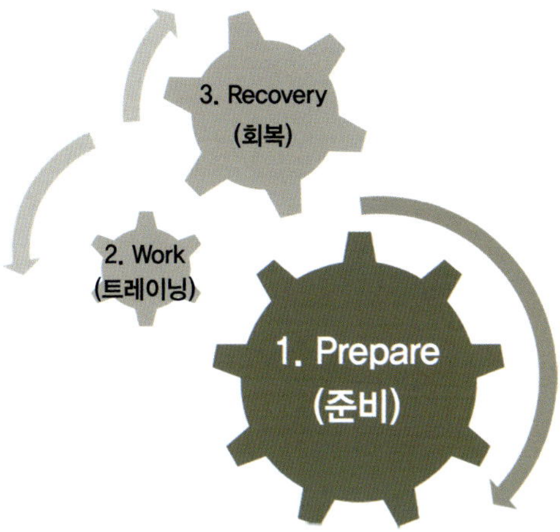

반복 훈련(Repeat)		
1. 준비(Preparation)	**2. Work(트레이닝)**	**3. 회복(Recovery)**
수면	정확한 동작과 중량	신체적 안정
주기화 프로그램	운동 프로그램의 이해	정신적 안정
올바른 자세, 호흡, 움직임	운동 동작에 대한 이해	올바른 휴식
심리적 준비	속도 및 리듬	올바른 영양 섭취
영양 밸런스		

*** 준비, 트레이닝, 회복에 더 많은 항목들이 존재한다. 이 큰 틀 안에서 자신이 통제 가능한 정도를 파악하여 각자의 항목을 만들어서 사용하면 더 좋을 듯하다.

그림 4 비시즌 선수 컨디션 파악

점을 파악하는 데 도움이 된다. 또한 이런 기록을 선수가 스스로 하는 연습을 하게 한다면 자신의 상태에 대한 문제점을 스스로 파악하기 좋아진다.

시즌 중에는 시합을 하는 시기이므로 모든 것은 시합에 맞춰져서 움직이게 되어 있다. 따라서 시합에 좋은 컨디션으로 출장할 수

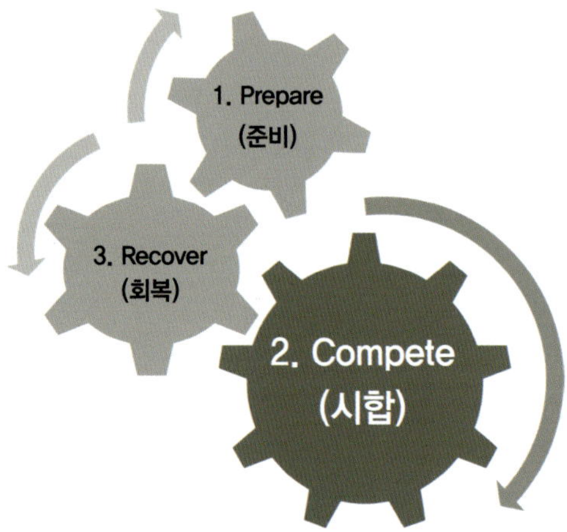

반복 훈련(Repeat)		
1. 준비(Preparation)	2. 시합(Compete)	3. 회복(Recovery)
수면 주기화 프로그램 올바른 자세, 호흡, 움직임 심리적 준비 영양 밸런스	경기 전 팀과 개인의 루틴 경기 전 기술적 준비 포지션 별 준비 경기전, 중, 후 컨디셔닝	신체적 안정 정신적 안정 올바른 휴식 올바른 영양 섭취

*** 시즌 중에 가장 중요한 요소는 선수의 체력이 떨어지지 않게 관리하는 것이다. 시즌 중 무리한 트레이닝으로 체력을 증가시키려는 것은 금물이다.

그림 5 시즌 중 선수 컨디션 파악

있게 준비와 회복 모두를 준비해야 한다. 이 부분에서도 역시 팀의 준비와 회복 프로그램이 존재해야 하며, 선수 개인의 준비와 회복을 완전하게 파악하여 개인별 맞춤 시즌을 만들 수 있게 해야 한다.

2. 생활습관 만들기

퍼포먼스를 향상시키기 위해서 필요한 요소에는 정말 많은 것들이 있다. 크게 3가지로 구분하면 첫 번째 준비, 두 번째 트레이닝, 세 번째 회복이 된다. 이 세 가지 요소가 일일, 주간, 월간, 분기, 연간 일정으로 구분되어 만들어지게 된다. 위의 세 가지 요소를 비율로 구분하면 대략 준비가 60%, 트레이닝이 10%, 회복이 30% 정도가 되지 않을까 한다. 위에 언급한 비율은 투자하는 시간을 말하는 것으로 선수, 퍼포먼스 코치, 스텝들은 트레이닝이 중요하다고 생각하여 집중하는 경향이 있으나, 만약 트레이닝 전에 준비가 안 되어 있거나, 트레이닝 후 회복을 정상적으로 하지 못하다면 트레이닝은 물거품이 되고 만다. 따라서 트레이닝을 계획할 때는 준비, 트레이닝, 회복의 3가지 측면을 잘 고려하여 프로그램을 작성하는 것이 필요하다.

3. 트레이닝 원리

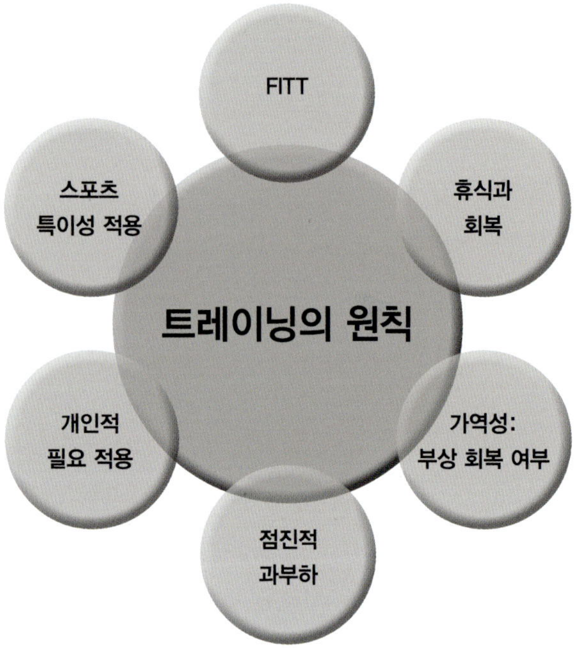

그림 6 시즌 중 선수 컨디션 파악

(1) 개인적인 필요에 맞춤

스포츠 종목, 건강 정도, 트레이닝 방법, 트레이닝 공간의 구성

(2) 특성에 맞춤

스포츠 종목에서도 포지션에 따른 세부적인 트레이닝 구성

(3) 점진적인 트레이닝 강도 증가

부상의 위험을 관리하면서 트레이닝 강도를 증가시키며, 트레이닝 강도가 증가하지 않는다면 선수의 몸도 계속 같은 수준에 머무를 것이다. 하지만 무리하게 트레이닝 강도를 증가시킨다면 부상의 원인이 될 것이다.

(4) 올바른 휴식, 회복

충분한 휴식시간을 가져야 훈련의 효과가 있다. 경기와 트레이닝 후 손상되거나 지친 몸을 회복시키는 데에는 시간이 필요하다.

(5) FITT(Frequency_빈도, Intensity_강도, Time_지속 시간, Type_ 종류)

FITT는 트레이닝 프로그램을 설계하기 위한 원칙들의 약어로 '빈도, 강도, 시간, 종류'이다. 트레이닝 대상의 특이성에 따라 트레이닝을 계획할 때 트레이닝의 빈도를 주에 몇 회로 구성할지, 강도는 어떤 형태로 증가시키거나 감소시킬지, 시간은 얼마나 운동을 지속할지, 어떠한 유형의 트레이닝으로 구성할지 등을 고려하는 것이다.

(6) 가역성의 원리

트레이닝 또는 활동적인 생활을 중단하면, 몸이 과거의 안 좋은 상태로 돌아간다는 것이다. 일주일에 $^2/_3$(4~5일)는 트레이닝을 해야 한다. 그렇지 않으면 훈련의 효과는 사라져 버린다.

4. 스포츠 종목별 트레이닝

스포츠는 종목에 따라서 트레이닝 프로그램 구성을 다르게 해야 한다. 스포츠에 따라서 사용되는 에너지원이 다르고 그 비율도 다르기 때문이다. 가장 효과적으로 트레이닝을 구성하는 방법은 에너지 시스템에 의한 배분이다. 무산소성 대사와 유산소성 대사의 비율에 따라서 트레이닝 방법은 완전하게 달라지게 된다. 몇 가지 종목을 예를 들어 보면 웨이트 리프트 선수(역도)는 무산소가 100%이고 유산소가 0%이다. 야구선수 같은 경우에는 비율이 달라서 트레이닝 시간과 강도, 그리고 빈도를 구성할 때 가능하면 이 비율을 유지하도록 하는 것이 효율성이 좋다. 이러한 방식으로 코치가 자신이 지도하는 선수들이 어떤 에너지 시스템을 사용하고 있는지 정확하게 파악하고 프로그램을 작성해야 트레이닝 효율성이 높아진다.

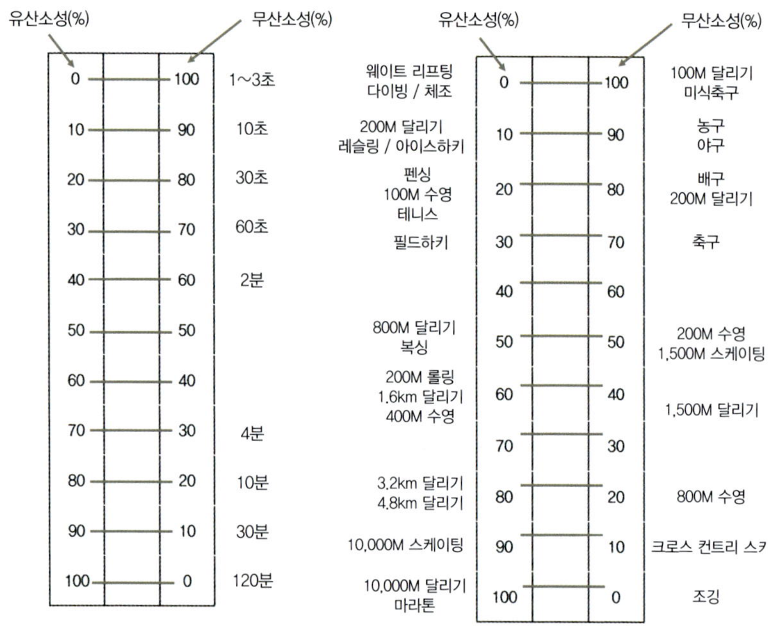

그림 7 스포츠 종목별 에너지 시스템

5. 트레이닝 주기화

[그림 8 활동적 휴식 및 비시즌 프로그램]은 시즌이 끝나고 다시 몸 만들기를 시작할 때 8~12주 정도의 해부학적 적응 기간으로 구분되며 동시에 고강도 트레이닝을 하기 위한 기초를 만드는 기간이다. 이 중 최대 근력 향상 기간은 약 3~4주 정도이며, 이 시기에는 고중량을 이용한 트레이닝을 주로 적용한다. 다음 파워 전환기는

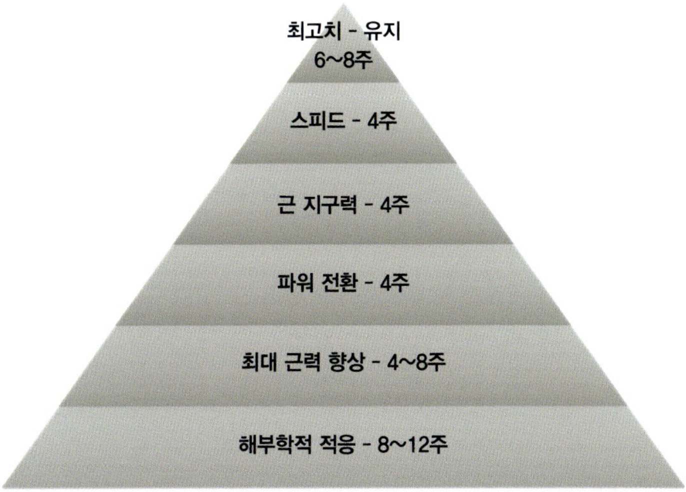

그림 8 활동적 휴식 및 비시즌 프로그램

스포츠 주기화 용어 정리			
유럽의 용어	준비 기간	경쟁 기간	전이 기간
전통적인 미국용어	프리시즌	인시즌	오프시즌
미국 근력/파워 용어	근비대+근력/파워	최고치	활동적 휴식

표 4 스포츠 주기화 용어 정리

약 3~4주 정도의 기간을 가지며, 플라이오메트릭 등 점프와 던지는 것 위주의 트레이닝을 주로 적용한다. 근지구력 향상 기간 또한 약 3~4주 정도의 기간을 가지며, 주로 스포츠 상황에서 근지구력이 필요로 하는 스포츠 선수에게 적용하는데 주로 스포츠 상황에 반복되는 동작의 유형을 고려하여 적용한다. 스피드 향상 기간은 약 3~4주 정도의 기간을 가지며, 단거리 달리기를 포함한 민첩성 등 기민

한 움직임을 향상시키는 시기다. 최고의 경기력을 유지하는 기간은 약 6~8주 정도의 기간이 가능하므로 어느 시기에 최고의 컨디션을 유지할 것인지를 결정하고 이 기간에 맞춰서 프로그램을 작성해야 한다.

(1) 주기화 싸이클

주기화 싸이클을 기반으로 프로그램을 구성할 때는 큰 주기에서부터 세부 주기로 나누어 가면서 작성하는 것이 일반적이다. 즉 MACRO ⇨ MESO ⇨ MICRO ⇨ WORKOUTS으로 진행한다. 4년 주기 싸이클은 올림픽 또는 월드컵 등 4년에 한 번씩 경기를 하는 대회를 기준으로 작성한다. 이 기간에는 여러 가지 대회가 있으므로 전체 윤곽을 잡는데 이 싸이클을 사용할 수 있다.

MACROCYCLE(장기 주기화)은 프로그램을 계획할 때는 Preparation, Pre-competi-tion(optional), Competition, Transition으로 구분하여 주기화 프로그램을 작성한다. 또한 시합 일정, 회복, 트레이닝 강도, 지구력 등을 고려해서 작성한다.

MESOCYCLE(중간 주기화)은 특정 목표를 달성하도록 3~4주 정도의 구간 계획을 작성한다. 숙련자와 초보자에 따라서 21~32일에 해당되는 트레이닝 강도와 날짜, 휴식일 등을 고려해서 프로그램을 작성한다.

MICROCYCLE(단기 주기화)은 일주일 정도의 짧은 시기의 주기화 프로그램을 작성한다. 이때는 선수가 주 훈련 세션 동안 받는 스트레스 수준을 점진적으로 구성한다. 이것을 통해 코치가 어떤 세션을 집중해서 구현하는지를 볼 수 있다.

- 월요일 - 낮은 강도(70% 부하 강도)

- 화요일 - 고강도(90~100%)
- 수요일 - 중간 강도(80%)
- 목요일 - 저강도(70%)
- 금요일 - 재생(60%)
- 토요일 - 경기일
- 일요일 - 재생 / 휴식일(60%)

주기화 싸이클의 구분	
주기화 싸이클	**서술**
4년 주기 싸이클	4년 또는 그 이상의 계획
Macrocycle(장기 주기화)	1년 미만의 싸이클을 가진 계획
Mesocycle(중간 주기화) Phase	3~4주의 싸이클을 가진 중간 크기의 블럭
Microcycle(단기 주기화)	중간 주기화의 1주일 프로그램 구성
Work outs(훈련)	소형 주기화에서 시간과 분 단위 프로그램

표 5 주기화 싸이클 구분

아래 표에 각각의 구간에 맞는 주기화 프로그램을 작성하면 한눈에 보기 좋고 세부 프로그램을 작성하는 데에도 도움이 된다.

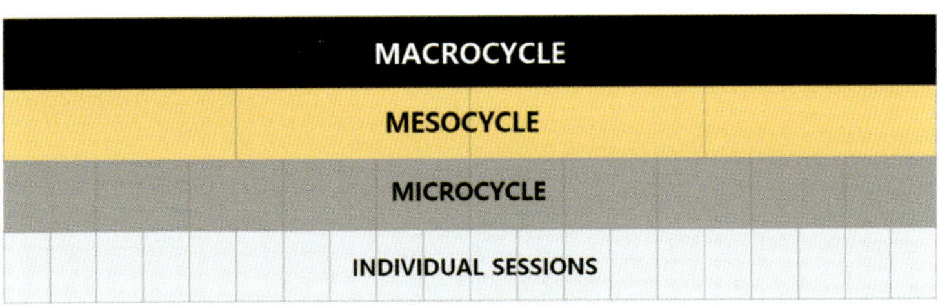

표 6 주기화 싸이클 모형

트레이닝 주기화를 작성할 때 시즌별 우선순위를 정하고 작성해야 한다. 일반적인 준비 기간에는 스포츠 기술이 가장 작은 비중을 차지하고, 운동 강도가 그 다음으로 낮고 트레이닝 볼륨이 가장 크게 자리잡는다. 특별한 준비 기간에는 스포츠 기술과 트레이닝 강도가 높아지므로 트레이닝 볼륨을 줄여주면서 균형을 맞춰준다. 시합기에는 트레이닝 볼륨은 매우 적게 하면서 트레이닝 강도와 기술 중심으로 훈련을 전환시켜 선수의 컨디션을 가장 높게 만들어 경기에 출장하게 한다. 전환기에는 모든 요소를 떨어트려 마무리한다. 선수의 에너지는 총량이 존재하기 때문에 적절하게 분배해서 트레이닝 계획을 잘 수립해야 성공적인 시즌을 보낼 수 있다.

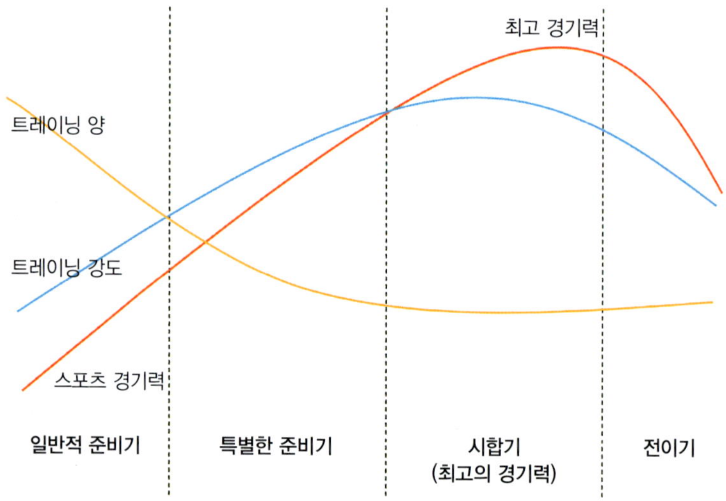

그림 9 시즌별 트레이닝 강도 조절

(2) 프로그램 설계 변인

프로그램 설계 변인은 코치가 선수를 처음 만났을 때 선수의 요구를 분석하고, 스포츠 동작에 따라 운동을 선택하고, 훈련의 빈도를 결정하고, 운동의 순서를 결정하고, 훈련부하와 반복 횟수를 결정하며, 휴식시간 결정의 프로세스에 따라 정리하여 선수에게 프로그램을 제공하는 것이다. 설계 변인을 따라서 하게 되면 트레이닝 프로그램을 작성하는데까지는 상당한 시간이 소요되어 불편할 수 있다. 하지만 선수의 현 상태를 정확하게 파악해야 선수에게 필요한 프로그램으로 선수의 경기력을 효과적으로 향상시킬 수 있다.

(3) 기저면에 의한 트레이닝 강도

기저면에 의한 트레이닝은 지면에 닿고 있는 선수의 몸의 면적에 따라 결정된다. 지면에 닿는 면적이 많아질수록 트레이닝 강도는 낮아지고 지면에 닿는 면적이 적을수록 트레이닝 강도는 증가하게 된다. 일반적으로 누워서 트레이닝 ⇨ 엎드려서 트레이닝 ⇨ 앉아서 트레이닝 ⇨ 서서 트레이닝 ⇨ 한발로 트레이닝 등으로 운동의 강도가 증가되며 반대로 향하면 트레이닝 강도가 감소된다. 선수의 상태와 필요에 따라 어떠한 기저면을 사용할 것인지 결정해야 한다.

1단계 선수 요구분석

• 스포츠 평가, 선수평가(훈련상태, 신체검사와 평가, 훈련 목표)

2단계 운동선택

• 운동유형(파워/민첩성/지구력), 스포츠동작분석, 운동기술경험, 사용가능한 저항장비, 주어진 훈련시간

3단계 훈련빈도

• 훈련상태, 스포츠시즌, 트레이닝부하, 운동유형, 기타훈련

4단계 운동순서

• 순발력운동 ▶ 주요운동 ▶ 보조운동, 상하체 교대운동, 밀고 당기기 교대운동, 슈퍼 세트&컴파운드 세트

5단계 훈련부하와 반복 횟수

• 정량적 정성적 평가, 무게와 반복 횟수의 관계, 1RM & 최대반복 횟수, 무게변경, 점진성원리(시기, 양)

6단계 휴식시간

• 근력과 순발력(2~5분), 근 비대(30초~1분 30초), 근지구력(30초 이하)

표 7 저항운동 프로그램 설계변인

Progression 3	Standing Position Rotation	Power Training : UB + LB Integrate – Medicine Ball, Plyometric, Speed			
Progression 2	Half Kneeling Rotation	SLR M.B throw	ABP, Hopping	TRX Row	M.B Push
Progression 1	Kneeling Position Rotation	SLR Deadlift: (Single Leg Romanian)	Side Lunge	High Plank Single Row	Single Arm Press
Basic Training	[Core Connect] Plank-Reach	[Low Body Pull] Deadlift	[Low Body Push] Back Squat	[Upper Body Pull] Bent of Row	[Upper Body Push] Bench press
Regression 1	[Quadrupad] Hand & Foot Reach	[Kneeling Position] Hip Thrust	Front or GobletSquat	Bent of Lateral Raise	Push Up
Regression 2	[Supine Position] Deadbug	[Supine Position] Bridge Exercise	Sumo Squat	[Sitting & Half Kneeling] Pull down	Modify Push Up
Regression 3	Crunch	[Supine Position] Straight Leg Raise	ABP : Athlete Basic Position	Hyperextension	Kneeling Fly

표 8 기저면에 의한 트레이닝 강도의 증가와 감소

(4) 초과보상 원리

초과보상의 원리는 선수가 트레이닝을 하고 몸이 회복되는 과정 동안 몸에서 이루어지는 생리학적인 변화를 바탕으로 만들어지는 것이다. 트레이닝을 하게 되면 선수의 몸은 피로가 누적되면서 체력이 떨어지는 시기가 오게 되며, 이 기간이 지나가게 되면 다시 회복국면으로 들어가게 되면서 서서히 몸의 컨디션이 향상된다. 이 회복기를 잘 보내서 처음 트레이닝을 시작했던 베이스라인보다 체력이 더 좋아지는 것을 초과보상이라고 한다. 일반적으로 선수 또는 트레이너, 코칭스텝은 회복 기간을 기다리는 것을 힘들어해서 회복기를 짧게 가지기 때문에 초과보상을 얻지 못하고 만성 피로를 갖게 되는 경우가 많다.

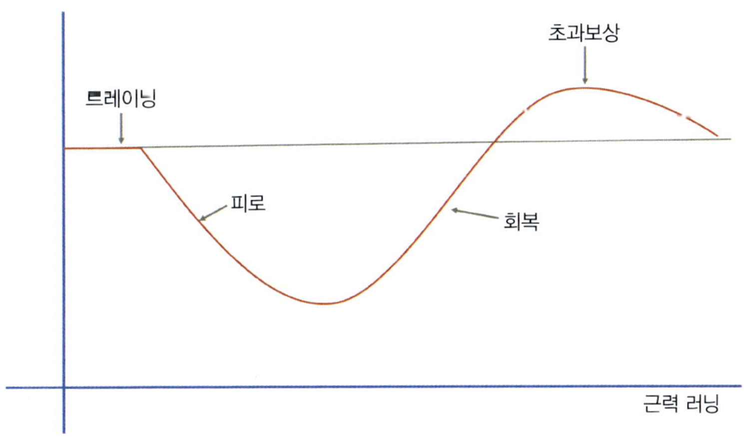

그림 10 초과보상의 원리

6. 트레이닝 관점

트레이닝을 지도하기 위해서는 운동행위에 대한 전체적인 이해가 필요하다. 운동행위(motor behavior)는 운동조절(motor control), 운동학습(motor learning), 운동발달(motor development)의 통합적 움직임이다. 운동행위는 내적, 외적 자극에 대한 인체 움직임 시스템의 반응을 말한다. 운동조절은 움직임을 생성해냈던 과거의 경험에 대한 정보를 이해하고 통합하기 위해 중추신경계에 의해 사용된 기전과 구조를 가진 인체 자세와 움직임에 대해 연구하는 것이다. 운동 학습은 연습과 경험으로 숙련된 움직임을 생성하기 위해 개인의 변화를 만드는 것이다. 운동 발달은 일생 동안 경험을 하는 시간이 지남에 따라 운동행위가 변화하는 것이다. 운동 행위를 이해해야 트레이닝 프로그램을 만들고 올바른 지도를 할 수 있다.

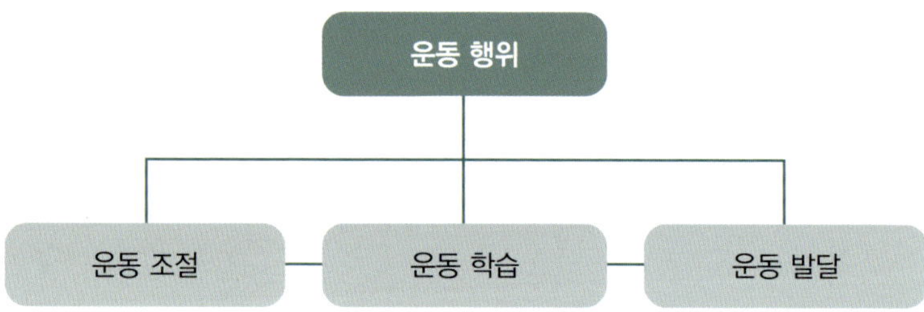

표 9 운동행위의 구성요소

선수와 트레이너, 퍼포먼스 코치들은 스포츠 퍼포먼스를 향상시키기 위한 수많은 트레이닝 중에 어떠한 요소들을 선택하여 준비해야 하는지 알고 있어야 한다. 그 중 신체적 준비, 기술적 준비, 정신적 준비가 적절하게 잘 준비되어 있어야 경기력이 향상될 수 있다. 인체의 움직임 시스템은 골격계, 신경계, 근육계로 이루어져 있다. 골격계는 인체의 기둥을 세우는 뼈대로 이루어져 있으며, 신경계는 근육과 인대 등 연부조직을 움직이게 하는 작용을 하며, 근육계는 근육으로 이루어져 있다. 이 세 가지 구성요소의 적절한 조화에서 최적의 인체 움직임 시스템이 이루어진다. 인체 움직임 시스템을 잘 이해하고 만들기 위해서는 신경계를 이해하고 적용하는 것이 가장 중요하다. 퍼포먼스 코치는 선수가 직접 몸을 움직여 자신의 문제를 스스로 해결하게 만드는 것을 돕는 역할을 한다. 따라서 선수가 자신의 몸을 스스로 움직여 적극적으로 자신의 문제를 해결하게 해야 하기 때문에 신경계의 이해가 가장 중요하다.

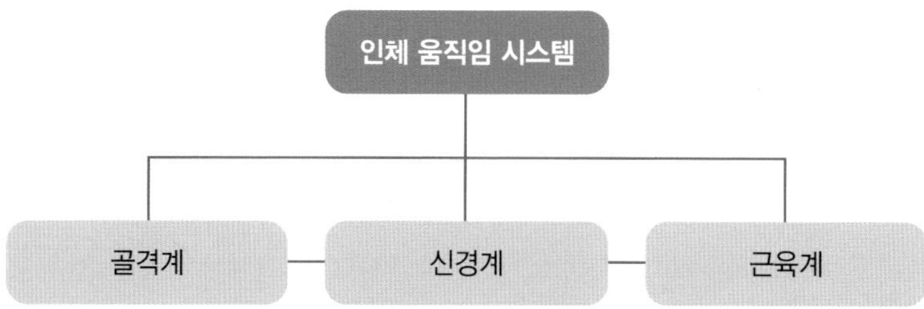

표 10 인체 움직임 시스템의 구성요소

퍼포먼스 트레이닝 강도를 증가시키기 위해서는 선수가 강도 높은 트레이닝을 버틸 수 있을만한 내구성을 만들었는지 판단하는 것이 필요하다. 선수의 몸이 밸런스가 잡히지 않은 상태에서 강도 높은 트레이닝은 부상을 일으킬 가능성이 높고, 반대로 부상을 두려워해서 트레이닝 강도를 증가시키지 못한다면 선수의 퍼포먼스는 향상되지 못하고 떨어지게 될 것이다. 인체의 기능장애의 원인은 조직 피로와 손상으로 인해 신경근 효율성이 변화하고 감각 운동 통합이 손상되기 때문이다. 기능장애를 회복하기 위해서는 위에 나열된 것을 반대로 만들어주면 된다.

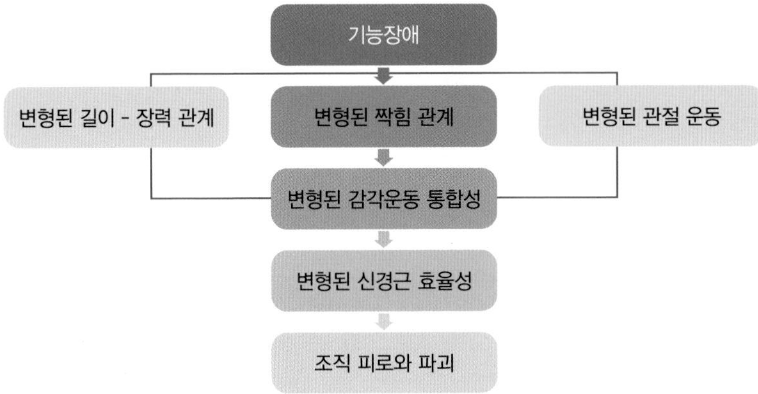

표 11 인체 움직임 시스템 기능장애

퍼포먼스 트레이닝을 위한 준비는 적절한 가동성 회복, 인체 중심부의 안정성 향상, 근 신경 조절 능력의 향상이다. 트레이닝의 우선순위는 가동성, 안정성, 근-신경조절이다.

선수의 기능장애를 관리하기 위해서는 기능장애를 해결하기 위한 개념으로 인체를 바라봐야 한다. 병원에서 나오는 진단서는 참고자료이고 인체를 가동화 관절과 안정화 관절로 구분하여 정리해야 어떤 운동을 통해 해결할지 실마리가 풀리게 된다. 목의 상부는 가동성, 목의 하부는 안정성 관절이다. 어깨는 가동화 관절이며, 견갑골은 안정화 관절이다. 등은 가동화 관절이며, 요추는 안정화 관절이다. 팔꿈치는 안정화 관절이며, 손목은 가동화 관절이다. 고관절은 가동화 관절이며, 무릎은 안정화 관절이다. 발목은 가동화 관절이며, 발등은 안정화 관절이다. 가동화 관절의 구축은 스트레칭으로 해결을 해야 하고, 안정화 관절의 문제는 근력 강화를 통해 해결을 해야 한다.

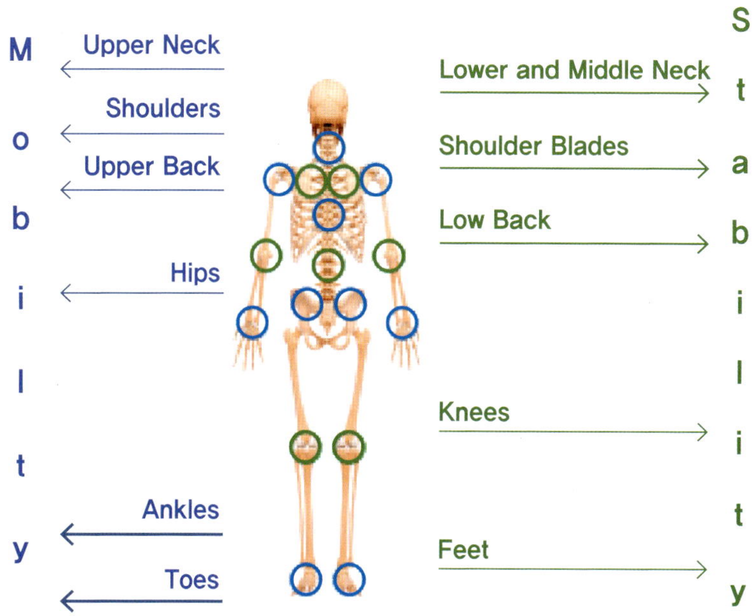

그림 11 관절과 관절 접근법

2장

교정운동

1. 근막이완 + 정적 스트레칭
2. 동적성 + 동적 스트레칭
3. 다이나믹 스트레칭

2장 교정운동

교정운동은 인체의 좌우균형, 앞뒤의 균형을 바로잡아 주는 운동으로, 일반적으로 가동성, 유연성, 등척성 근력, 움직임의 질적인 부분을 잡아주는 운동이다. 운동선수들은 한쪽 방향으로 치우친 운동을 많이 하게 되므로 인체의 좌우, 앞뒤의 균형이 무너져 있다. 인체의 균형이 스포츠에 적합하게 조금 변화된 것은 어찌보면 경기력을 향상시키기 위한 몸의 적응과정으로 볼 수 있으나, 많은 차이는 부상 및 경기력 저하의 원인이 되기 때문에 교정운동을 통해 균형을 잡아 주어야 한다.

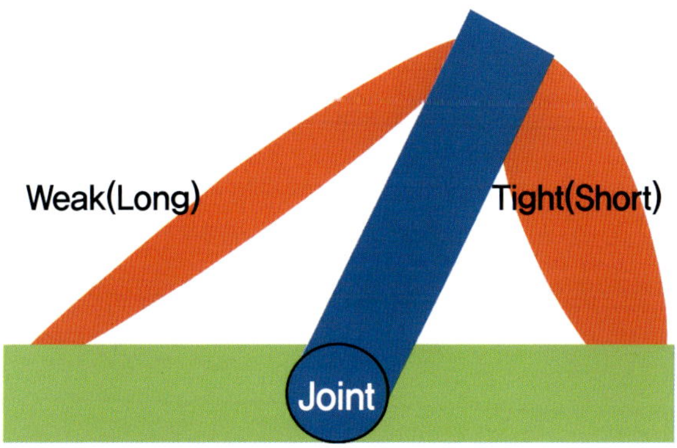

* 근육의 관점이 아닌 움직임의 관점
예) 굴곡/신전, 외전/내전, 내회전/외회전

1. Short(tight): 폼롤러, 볼롤러, 근막이완
2. Short(tight): 스트레칭
3. Long(weak): 보강운동

그림 12 근육의 단축과 이완

1. 근막이완 + 정적 스트레칭

정적 스트레칭은 단축된 근육을 선별적으로 이완시키는 데 효과적이다. 스트레칭 시간은 10초에서 50초까지 상황에 따라 진행하는 것이 좋다. 정적 스트레칭 이전에 자가근막이완(볼롤러, 폼롤러, 마사지건 등)을 하는 것이 근육이 편안하게 잘 이완되는 데 도움을 준다. 스트레칭의 목표는 정상적인 관절의 가동범위를 회복하는 데 있으며, 정상적인 가동범위를 넘어가서 유연해지게 되면 부상의 위험과 경기력 저하의 원인이 된다.

(1) 자가근막이완

자가이완의 위치를 선택하기 위해서는 경직된 관절과 근육을 검사하여 프로그램을 작성하는 것이 효과적이다. 만약 검사를 할 수 없거나, 하지 못할 경우에는 아래의 자가 이완운동이 선수들이 일반적으로 경직되기 쉬운 곳들이기 때문에 근막이완을 진행하면 도움이 될 것이다. 자가이완의 시간은 정해져 있지는 않지만 짧게는 20~30초, 길게는 1~2분까지도 진행하며, 경직의 정도에 따라서 시간을 변경하는 것이 좋다. 롤러를 선택할 때는 표면이 부드러운 것은 초심자, 표면이 단단한 것은 오랫동안 사용한 선수가 사용하는 것이 좋다. 롤러의 크기는 표면이 큰 롤러는 경직된 면적이 넓은 때, 표면이 작은 공 모양은 표면적이 좁고 깊게 압력을 주어야 할 때 사용한다. 자세한 검사 방법은 “근골격계 기능평가와 프로그램 디자인” 책을 참고하라.

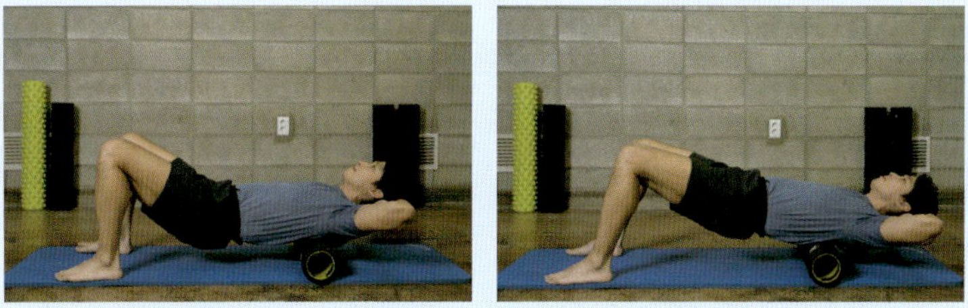

폼롤러 근막이완 도구

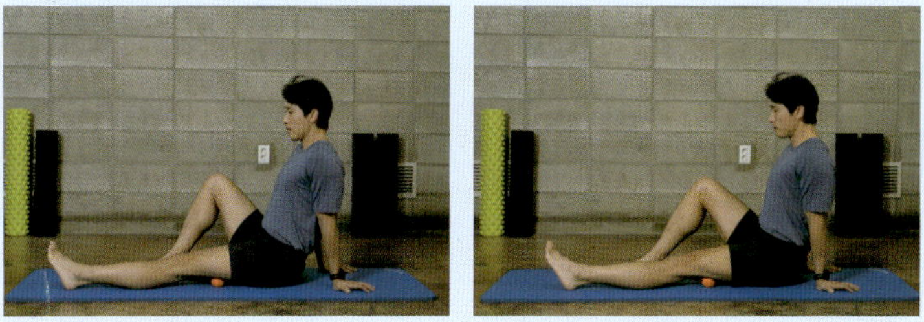

볼롤러 근막이완 도구

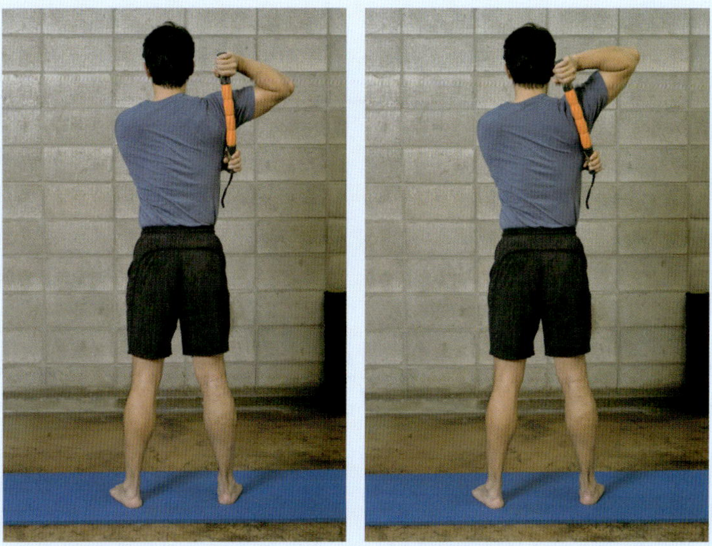

스틱 근막이완 도구

그림 13 근막이완 테크닉 도구

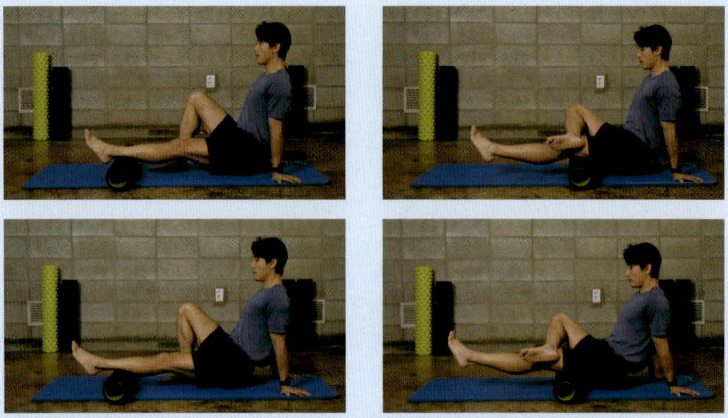

종아리 근막이완 　 햄스트링 근막이완

그림 14 종아리, 햄스트링 근막이완

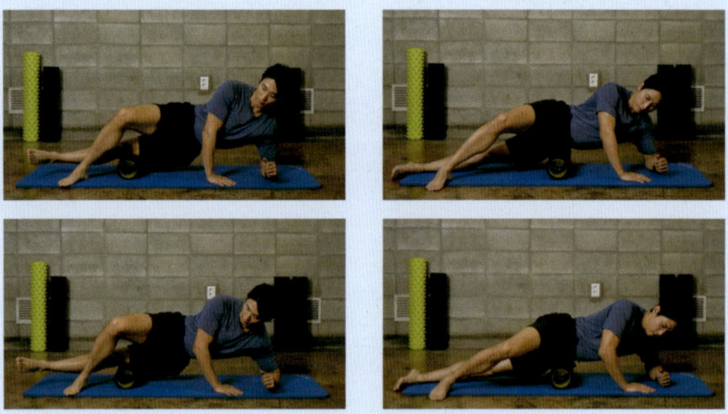

ITB 근막이완 　 TFL 근막이완

그림 15 ITB, TFL 근막이완

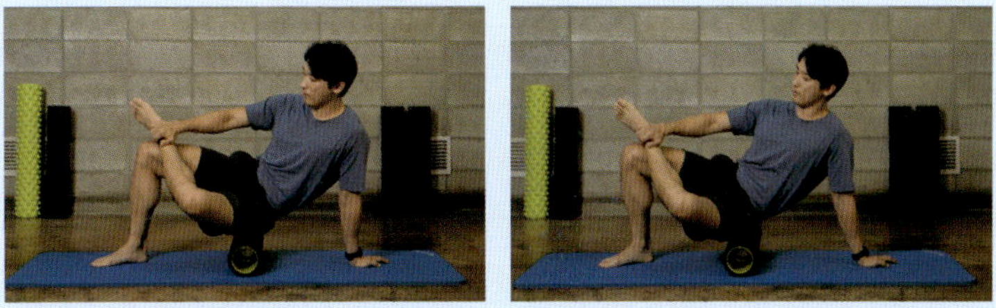

Piriformis 근막이완

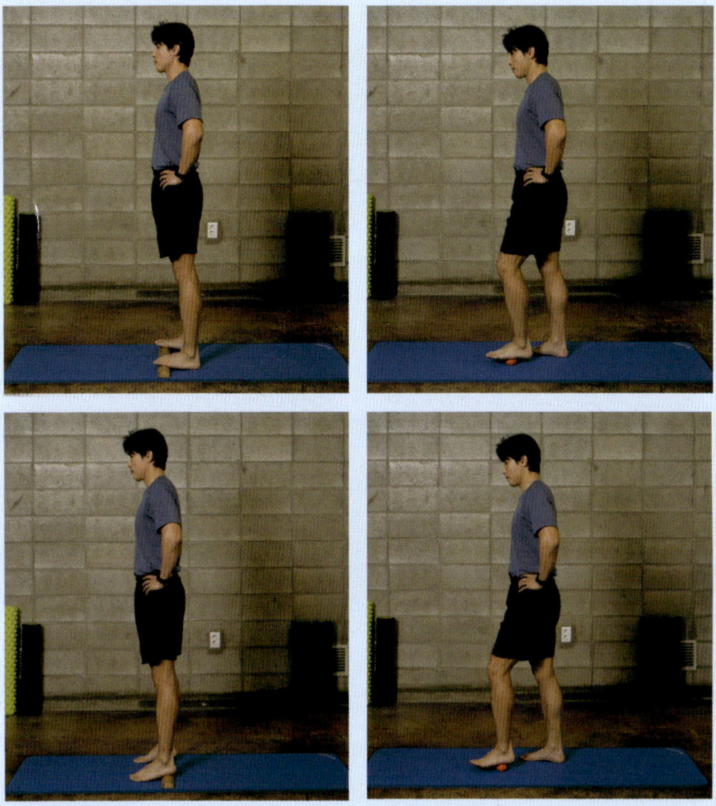

Foot 근막이완

그림 16 Piriformis, Foot 근막이완

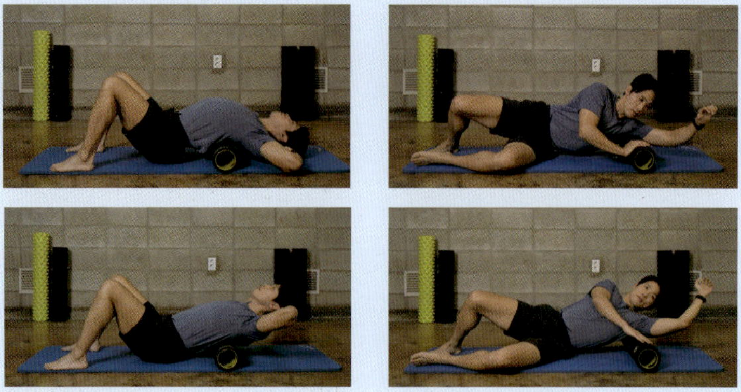

흉추 근막이완 어깨 후면 근막이완

그림 17 흉추, 어깨 후면 근막이완

(2) 정적 스트레칭

정적 스트레칭은 경직된 근육과 관절을 자가이완한 후 바로 해주는 것이 효과적이다. 선수들에게 운동시작과 운동 전에 루틴 프로그램으로 구성해 주는 것이 좋다. 하지만 주의할 점은 스트레칭이기 때문에 유연성의 끝점에서 스트레칭되는 느낌을 갖게 해야 유연성이 향상된다. 또한 유연성이 정상 범주에 들어왔을 경우 근막이완과 정적 스트레칭을 중단해야 한다. 정상 범위를 벗어난 이완은 부상 및 경기력(근력) 저하의 원인이 된다. 근육의 길이는 최적의 상태일 때 근력 발현을 효과적으로 할 수 있기 때문이다.

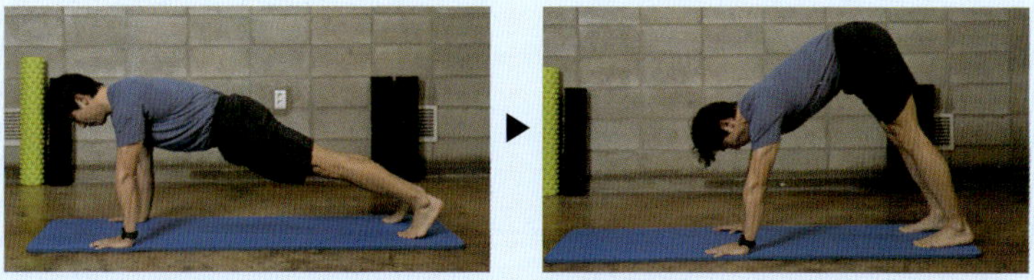

종아리, 햄스트링 핸드워크 스트레칭 준비 자세

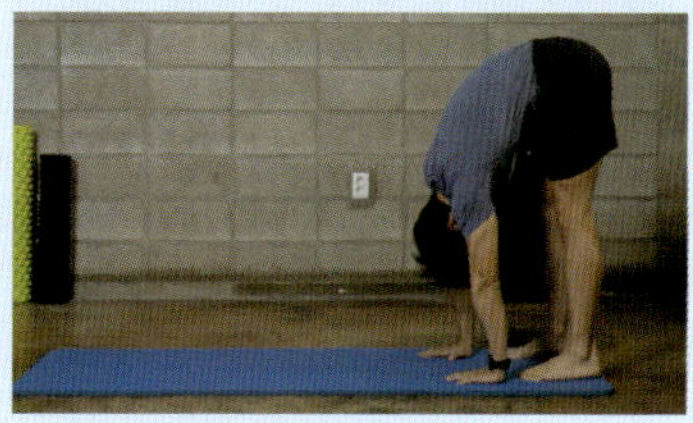

종아리, 햄스트링 핸드워크 스트레칭 종료 자세

그림 18 핸드워크 스트레칭

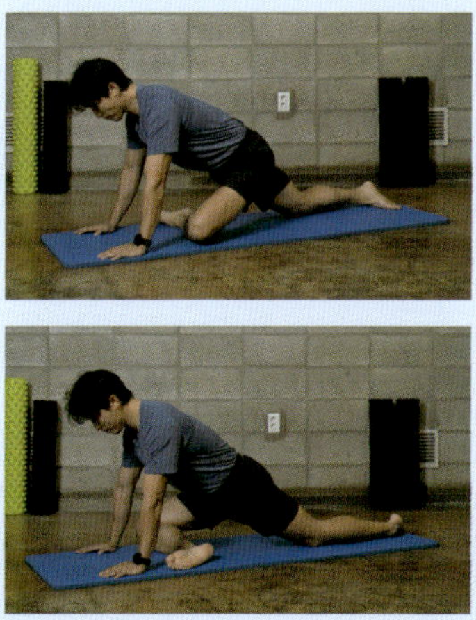

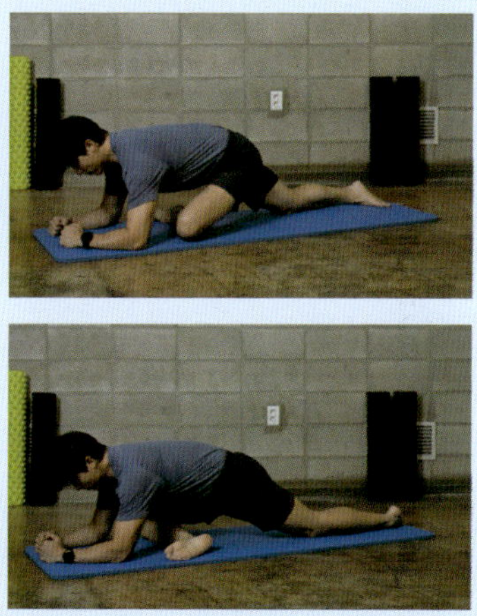

Piriformis 스트레칭 준비 자세

Piriformis 스트레칭 종료 자세

그림 19 Piriformis 스트레칭

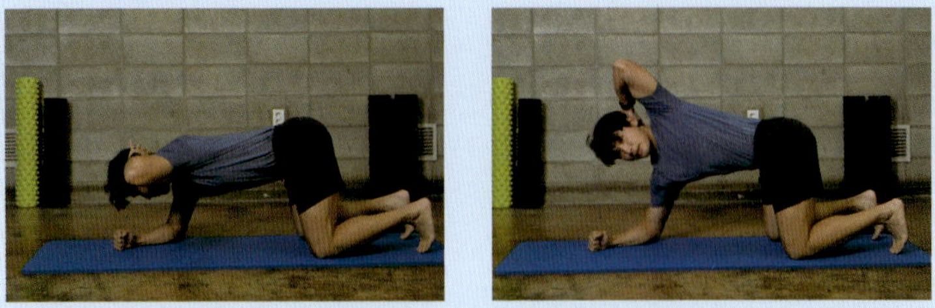

네발기기 흉추 회전 스트레칭 준비 자세

네발기기 흉추 회전 스트레칭 종료 자세

그림 20 네발기기 흉추 회전 스트레칭

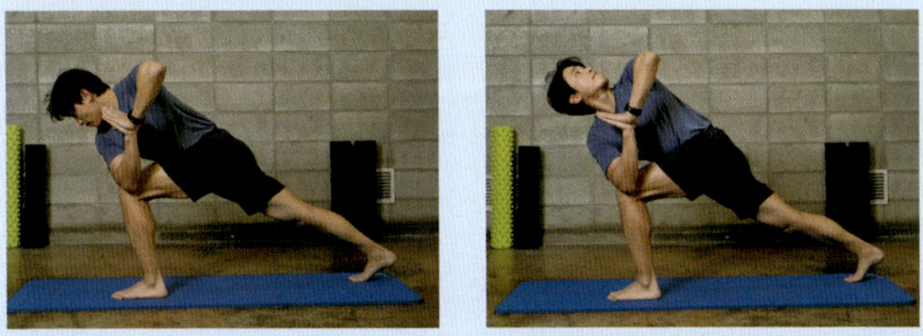

사이드 앵글 준비 자세

사이드 앵글 종료 자세

그림 21 사이드 앵글 스트레칭

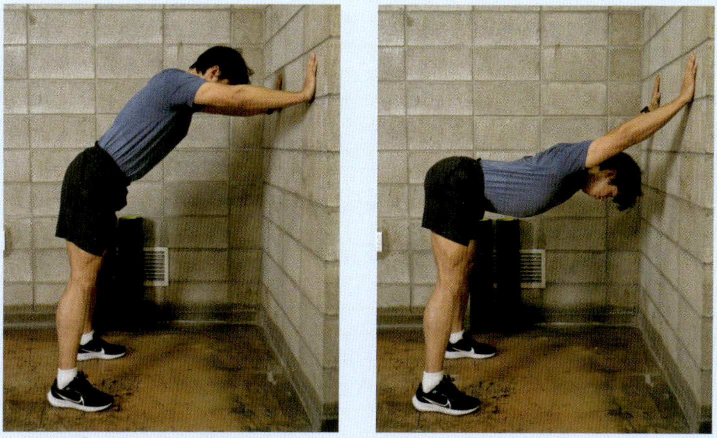

어깨 굴곡 스트레칭 준비 자세 어깨 굴곡 스트레칭 종료 자세

그림 22 어깨 굴곡 스트레칭

2. 등척성 + 동적 스트레칭

등척성 + 동적 스트레칭의 결합은 불안전한 표면에서 또는 기저면을 최소화시킨 상태에서 자신의 주동근의 근력에 힘을 주어 길항근의 근육을 신전시켜 주는 것이다. 이 운동은 자신의 근육을 통제하여 활성화를 시킬 수 있어야 가능하다. 일반적으로 경직이 많이 발생하는 근육들을 중심으로 운동 프로그램을 구성했다. 운동의 시간은 2초 정도에서 시작하여 최대 10초 미만으로 사용하는 것이 좋다.

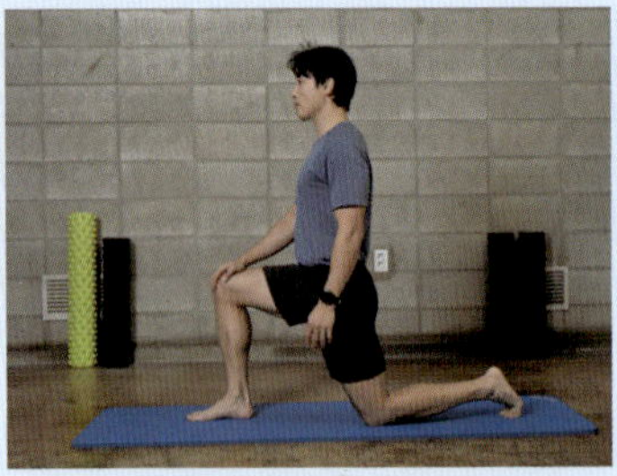

90-90 런지 자세에서 장요근 스트레칭 준비 자세

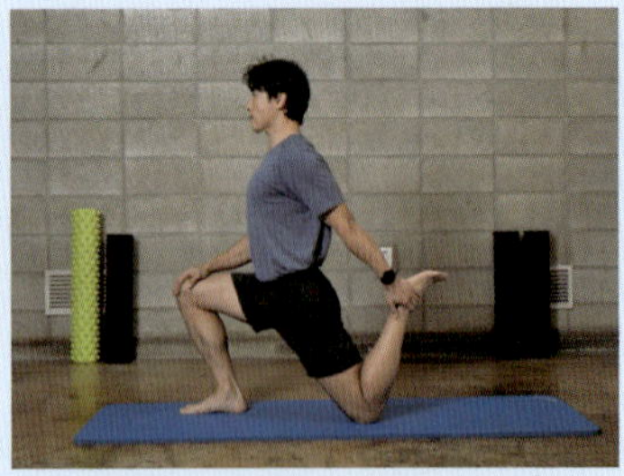

90-90 런지 자세에서 장요근 스트레칭 종료 자세

그림 23 장요근 스트레칭

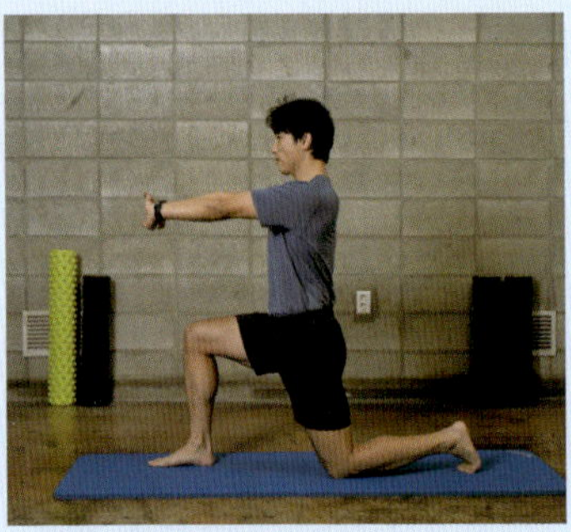

무릎편 런지 자세에서 어깨 굴곡근 스트레칭 준비 자세

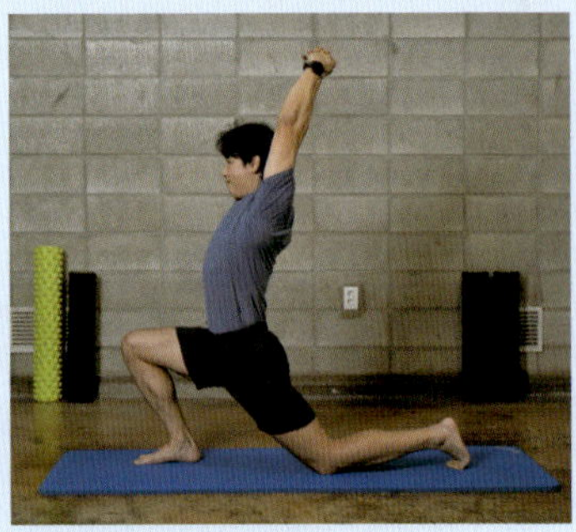

무릎편 런지 자세에서 어깨 굴곡근 스트레칭 종료 자세

그림 24 런지 자세에서 어깨 굴곡근 스트레칭

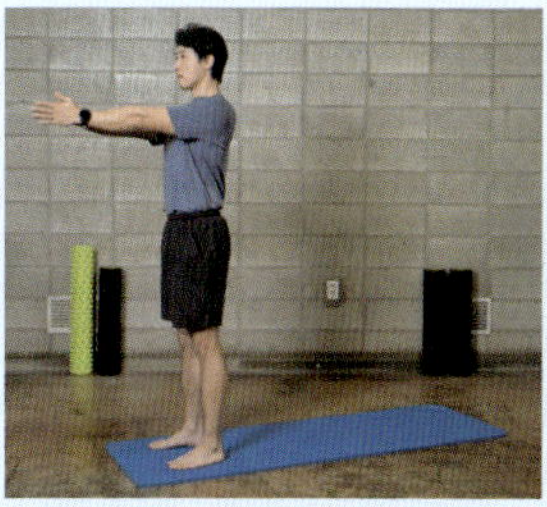

런지 자세에서 흉추 회전 스트레칭 준비 자세

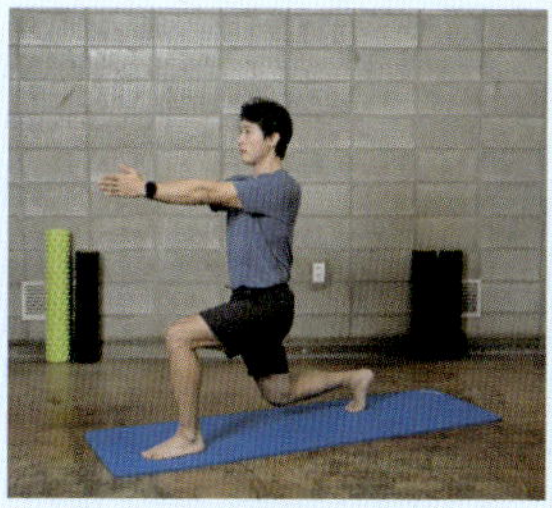

런지 자세에서 흉추 회전 스트레칭 중간 자세

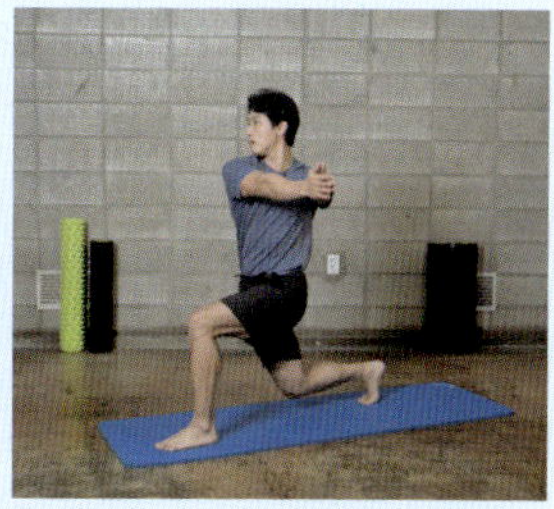

런지 자세에서 흉추 회전 스트레칭 종료 자세

그림 25 런지 자세에서 흉추 회전 스트레칭

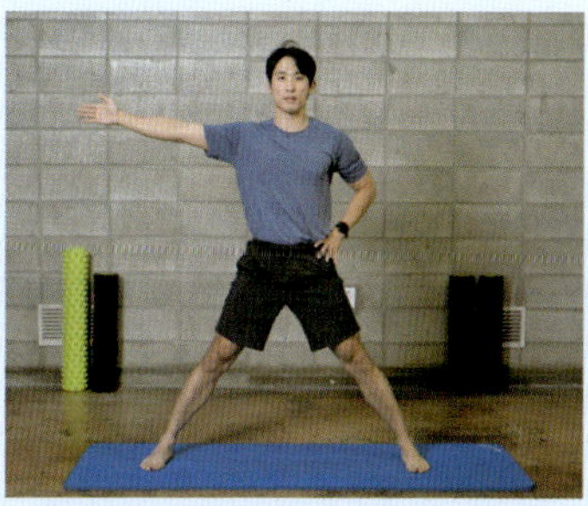

사이드 런지 자세에서 흉추 회전 스트레칭 준비 자세

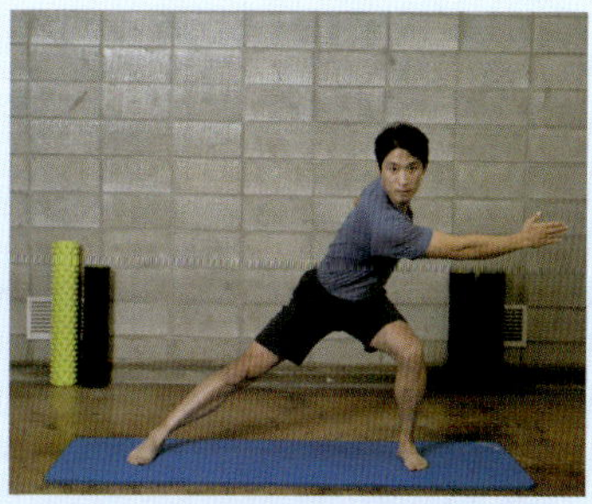

사이드 런지 자세에서 흉추 회전 스트레칭 종료 자세

그림 26 사이드 런지 자세에서 흉추 회전 스트레칭

3. 다이나믹 스트레칭

다이나믹 스트레칭은 본격적인 트레이닝을 하기 이전에 몸을 잘 움직일 수 있게 몸의 온도를 높이고 연부조직의 움직임을 준비하여 스피드와 파워를 발휘하기 위해 통합적 움직임, 협응 운동 등을 만드는 과정이다. 다이나믹 스트레칭은 여러 가지 트레이닝을 혼합한 동작이므로 하나하나의 트레이닝을 천천히 완성시킨다고 생각하고 운동을 지도해야 한다. 매일매일 같은 동작을 정확하게 지도하려고 신경쓰면서 하면 시간이 지남에 따라 자연스럽게 선수의 몸에 좋은 동작이 익숙해져 스포츠 종목에 적합한 움직임을 발휘할 때 자연스럽게 좋은 움직임이 나오게 된다.

다이나믹 스트레칭을 진행하는 시간은 계절에 따라 10~30분 사이의 시간을 다르게 구성해야 한다. 여름에는 짧게 겨울에는 조금 길게 준비하는 것이 좋다. 다이나믹 스트레칭의 진행과정은 초기에는 느리고 작은 움직임으로 구성하고 후기에는 빠르고 큰 움직임으로 구성을 한다. 심장박동수를 점진적으로 올리듯, 체온을 점차적으로 올려나가듯, 부드러운 동작에서 폭발적인 움직임까지 구성하여 스포츠 종목에 알맞게 프로그램을 구성하여 준비한다. 일반적으로는 다이나믹 스트레칭이 마무리되면 스포츠 기술 훈련을 진행하게 된다. 아래의 동작들은 모든 스포츠에서 많이 사용되는 움직임을 예를 들어 설명한 것이다.

(1) 앞뒤로 달리기, 측면달리기 (Jogging Forward & Backward, Side & Side)

조깅은 운동장에서 처음으로 하는 움직임이므로 가능하면 몸이 가벼운 느낌으로 통통 뛰면서 움직이도록 자기 암시를 해야 한다. 이렇게 하면 조금 무거웠던 몸도 움직이면서 점차 가볍게 느껴지게 된다. 어릴 때 가지고 놀던 탱탱볼을 상상하면서 조깅을 하면 몸이 금방 가벼워진다.

조깅의 형태는 스포츠 종목에 따라 축구, 농구, 배구, 야구, 육상 등 개인 종목에 맞게 진행한다. 앞뒤로 달리기 및 옆으로 달리기는 발과 하체에 가능한 움직임을 인지시키고 준비하는 과정으로 사용한다. 거리와 조깅 양은 상황에 따라 선택하는 것이 좋다. 앞으로 달릴 때는 뒤꿈치를 바닥에 닿지 않게 해야 하며, 정지를 할 때는 발바닥 전체를 사용하고 뒤로 달릴 때는 발바닥의 앞쪽을 사용하여야 한다. 오른쪽에서 왼쪽 측면으로 달릴 때는 발바닥의 오른쪽 발바닥의 안쪽을 사용하여 지면을 밀어내고 왼쪽 발바닥은 전체를 이용하여 중심을 잡아야 올바른 움직임이 나온다. 반대쪽으로 움직일 때는 발바닥을 반대로 하여 사용한다.

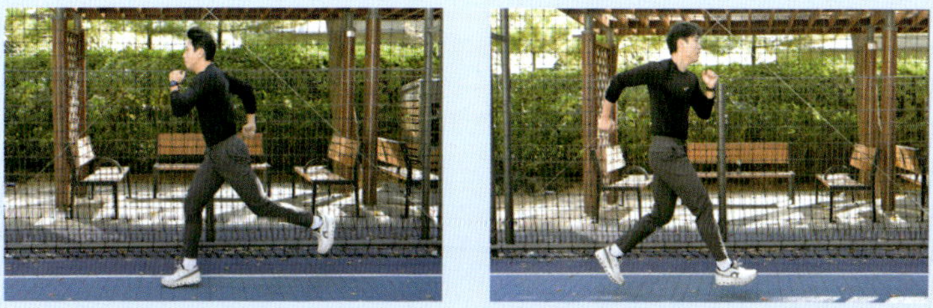

앞으로 달리기 뒤로 달리기

그림 27 앞으로 뒤로 달리기

(2) 엎드려 손으로 걷기(Hand Walk)

엎드려 걷기 운동은 처음 발끝 쪽으로 내려갈 때는 발목, 햄스트링의 스트레칭이 목적이므로 무릎을 구부리거나 뒤꿈치가 뜨지 않게 해야 한다. 가장 이상적인 것은 손바닥이 지면에 닿으면 가장 좋지만 만약 닿지 않는다면 닿으려고 노력해야 한다. 손이 바닥에 닿게 되면 코어 운동으로 전환하게 되므로 발은 움직이지 않고 양손을 이용하여 한 손씩 앞으로 전진하여 선수가 견딜 수 있는 곳까지 가게 한다. 코어가 좋아지게 되면 발과 손의 사이가 멀어지게 되어 있다. 이때 엉덩이가 어깨 아래쪽으로 내려가지 않게 한다. 반복 횟수 5~10회.

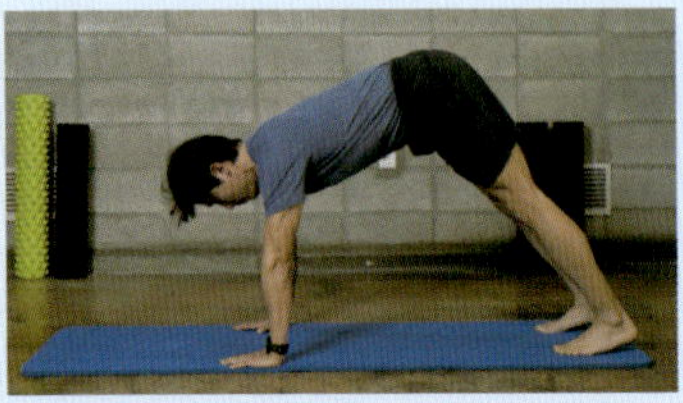

준비 자세

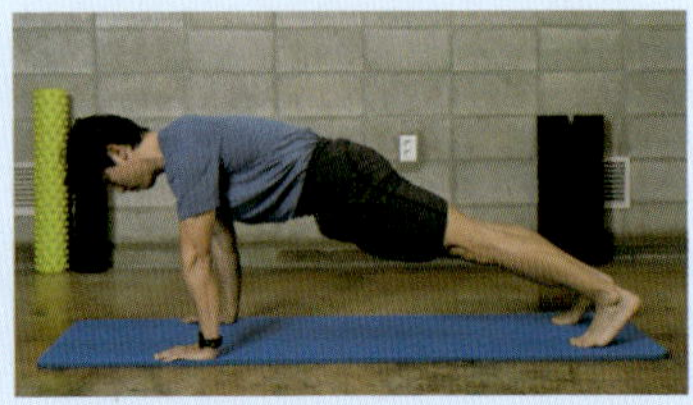

종료 자세

그림 28 핸드워크 스트레칭

(3) 무릎 편 런지에서 몸통 회전(World Greatest Stretch)

무릎 편 런지에서 몸통 회전 후 햄스트링 스트레칭은 세상에서 가장 좋은 스트레칭(World Greatest Stretch)이라는 애칭을 가지고 있다. 선수의 관절 및 근육 중 스트레칭이 가장 많이 필요한 부분을 스트레칭하는 동작으로 만들었기 때문이다. 하지만 이런 좋은 효과를 얻기 위해서는 몇 가지 신경써야 할 부분들이 있다. 먼저 런지 동작을 처음 했을 때 뒤쪽의 무릎이 완전히 펴져야 한다. 그리고 몸통을 회전할 때 척추 정렬과 체중이 측면으로 이동하면 안 되고 팔이 아닌 몸통을 회전해야 한다. 마지막으로 햄스트링을 스트레칭할 때는 코어에 힘을 주고 스트레칭되는 곳이 햄스트링이 되도록 집중해야 한다. 반복 횟수 6~10회.

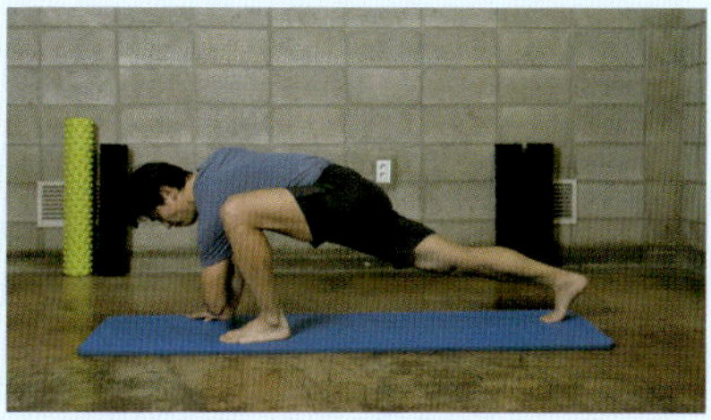

World Greatest Stretching 준비 자세

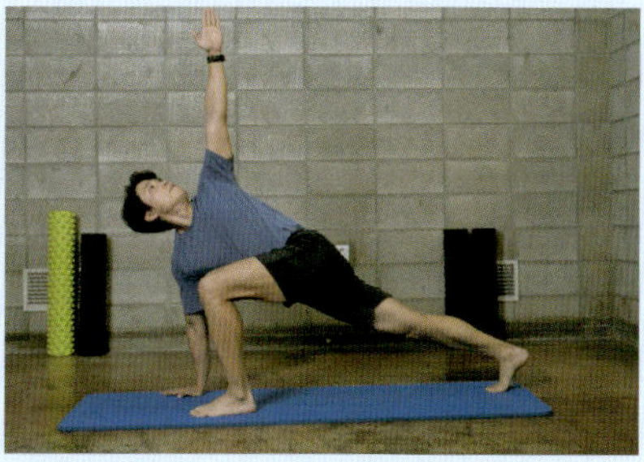

중간 자세

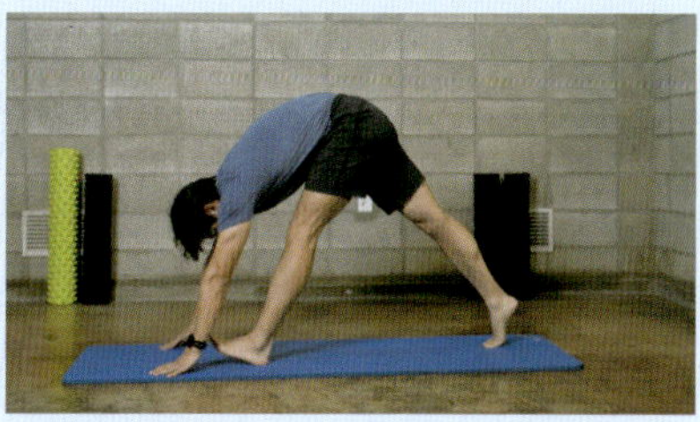

종료 자세

그림 29 WGS 스트레칭

(4) 마칭 앞으로 측면으로 걷기(Marching: F-B, side)

마칭은 군인이 걷는 동작에서 유래가 된 것으로 발바닥의 지면 반력을 인지하고 팔과의 협응성을 만들어 주는 동작으로 운동을 한다. 양팔꿈치는 항상 90도를 유지해서 움직이도록 한다. 지면

을 딛는 발은 발바닥 앞으로 딛도록 하며 딛는 무릎은 완전하게 펴야 한다. 들어올리는 다리의 무릎은 벨트라인까지 올리고, 발목은 90도를 유지하여야 한다. 선수들이 달리기를 할 때 발목이 지면 쪽으로 절대 떨어지지 않게 해야 코어의 힘도 풀리지 않는다. 지면을 딛는 순간 선수의 몸은 용수철처럼 완전하게 펴지는 느낌을 항상 유지하게 지도하여야 한다. 운동거리 10~20M.

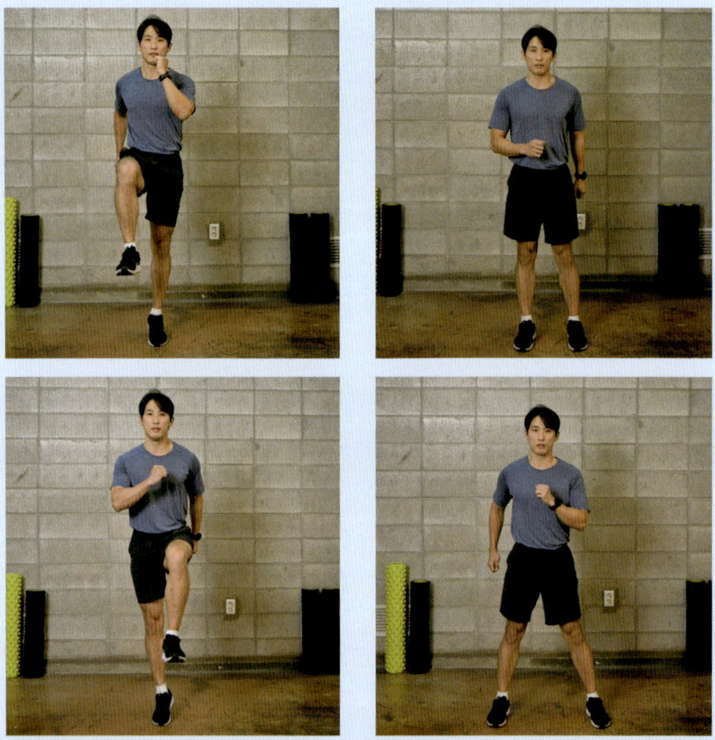

앞으로 걷기　　측면 걷기

그림 30 앞으로 옆으로 걷기

(5) 스킵 앞으로, 측면으로(Skip: forward, side)

스킵은 마칭 동작에서 조금 더 폭발적으로 지면을 강하게 차서 지면반력을 몸 전체로 에너지를 폭발시키는 운동이다. 발바닥의 앞쪽을 이용하여 지면을 강하게 차는 동작으로 이 동작에서 중요한 요소는 발목, 무릎, 고관절 세 가지 관절의 완전한 신전(Triple Extension)이다. 지면반력을 완전하게 이용하려면 세 관절의 완전한 신전이 필요하며, 달리기, 방향 전환, 기술 훈련을

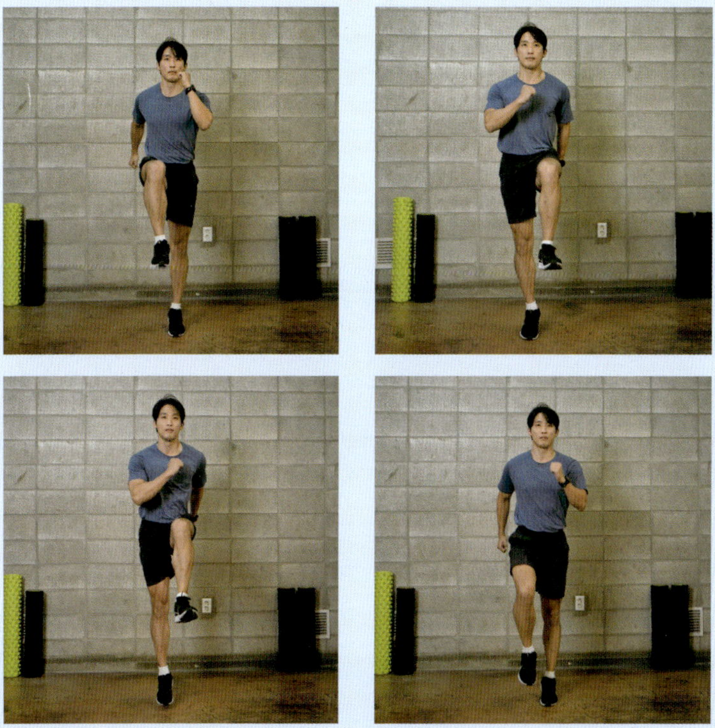

앞으로 스킵　　　　측면 스킵

그림 31 앞으로 옆으로 스킵

할 때에도 파워를 발휘하기 위해서 필수적인 동작이다. 코치는 선수의 세 관절이 완전한 신전이 만들어지는지 확인함과 동시에 몸통이 강체가 되는지 확인해야 한다. 만약 강체가 만들어지지 않는다면 지면에서 만들어진 힘이 코어 주변에서 분산됐을 가능성이 높다. 운동거리 10~20M.

(6) 발목 높이로 달리기(Ankle Jog)

발목 높이로 달리기는 발목을 최대로 사용하게 함으로써 종아리와 발바닥의 신경과 근육을 많이 쓰도록 트레이닝하는 것이다. 우리 신체 분절의 협응적 특성은 과사용되는 관절의 주변은 사용빈도가 떨어지는 것으로 나타난다. 발목의 경우 사용 빈도가 적어지면 상위 분절인 무릎과 고관절의 개입이 많아지므로, 고관절과 무릎의 사용을 제한하는 것은 발목의 사용을 극대화시키는 방법이다. 발목을 사용하기 위해 운동을 할 때 골반 및 상지의 움직임 또한 고정하여야 운동의 효과가 높아진다. 이 운동에서 주의할 점은 발이 몸 뒤쪽으로 가면 안 되고 몸 앞쪽에서 움직이도록 해야 한다는 점이다. 발목이 떨어지지 않게 힘을 주고

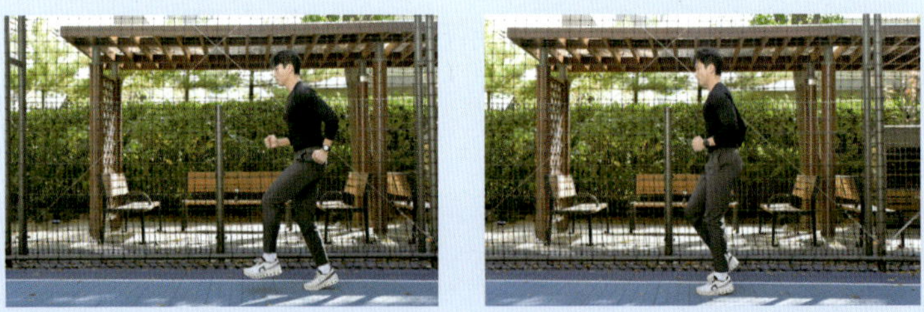

Ankle Jogging

그림 32 발목 높이로 달리기

복숭아뼈를 중심으로 자전거 페달을 돌리듯이 달려야 한다. 운동거리 10~20M.

(7) 정강이 높이로 달리기(Shin Jog)

정강이로 달리기는 발목을 많이 사용하게 하면서 고관절을 조금 더 사용하는 동작으로, 종아리와 발바닥의 근육과 고관절 굴곡근을 사용하도록 하는 트레이닝이다. 따라서 이 동작에서는 발목을 많이 사용하고 고관절의 보조하는 형태로 사용하여 지면반력을 이용하게 하는 것이다. 골반 및 상지의 움직임은 없이 고정하여야 운동의 효과가 높아진다. 마찬가지로 이 운동에서 주의할 점은 발이 몸 뒤쪽으로 가면 안 되고 몸 앞쪽에서 움직이도록 해야 한다는 것이다. 발목이 떨어지지 않게 힘을 주고 정강이뼈를 중심으로 조금 큰 자전거 페달을 돌리듯이 달려야 한다. 운동거리 10~20M.

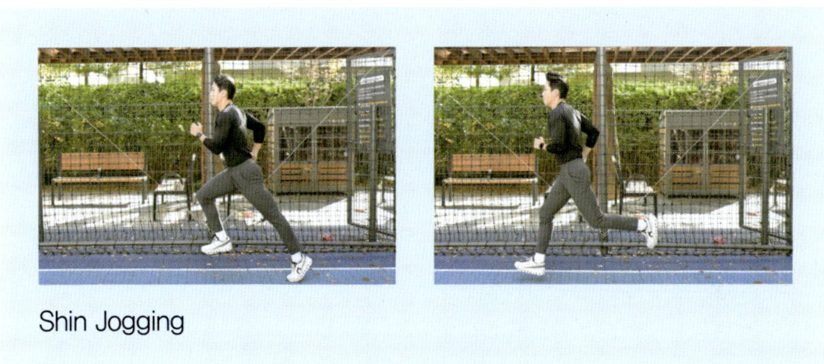

그림 33 정강이 높이로 달리기

(8) 무릎 높게 들어 달리기(High Knee: Continue, Hold)

무릎 높게 들어 달리기는 발목, 무릎, 고관절의 사용을 극대화하여 최대의 지면반력을 이용하는 트레이닝이다. 골반 및 상지의 움직임은 없이 고정하여야 운동의 효과가 높아진다. 주의할 점은 발이 몸 뒤쪽으로 가면 안 되고 몸 앞쪽에서 움직이도록 해야 하며, 들어올리는 무릎은 벨트라인을 유지해야 하고 딛는 다리는 무릎을 완전하게 펴서 운동해야 한다. 발목은 떨어지지 않게 힘을 주고 정강이뼈 위쪽을 중심으로 조금 큰 자전거 페달을 돌리듯이 달려야 한다. 양쪽 팔꿈치는 90도를 유지하고 팔꿈치는 뒤쪽으로 최대한 많이 갈 수 있도록 힘을 주어 스윙해야 상하지의 연결이 원활해진다. 운동거리 10~20M.

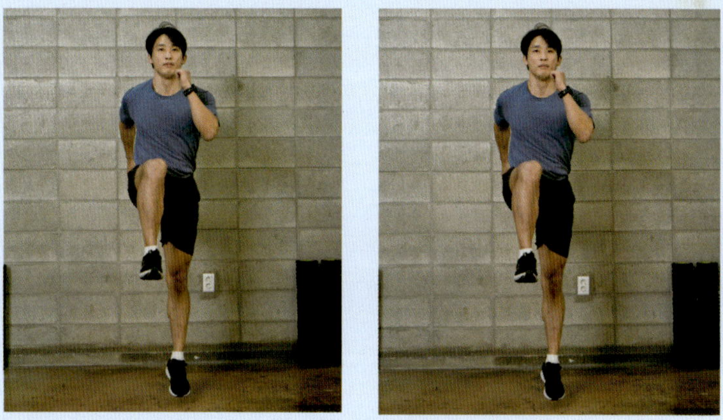

High Knee 준비 High Knee 끝

그림 34 무릎 높이로 들어 달리기

(9) 바운스로 달리기(Bouncing)

한쪽 발의 바운스로 멀리뛰기는 착지 시 한쪽 발로 안정성을 빠르게 잡고 높게 멀리 뛰는 플라이오메트릭 동작이다. 발목, 무릎, 고관절, 코어의 안정성이 부족하면 착지가 잘 되지 않으며, 지면에 발이 닿고 있는 시간이 길어지게 되고 멀리 뛰는 것이 불가능하다. 따라서 폭발적인 파워를 내기 위한 아주 좋은 트레이닝이다. 빠른 착지 안정화와 지면을 차내는 동작에서 세 관절의 완전한 신전과 파워가 중요한 요소이다. 5회에서 10회를 기준으로 정해 매일 뛰는 길이가 어떻게 변하는지 확인하면 발전되는 모습을 볼 수 있다.

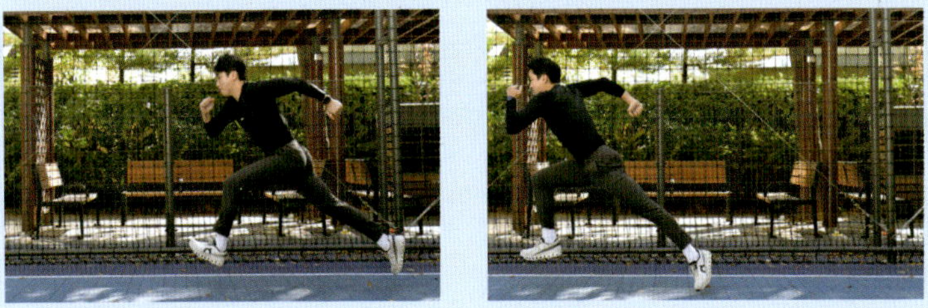

Alternate Bounce

그림 35 바운스로 달리기

(10) 크로스오버 스타트(Crossover Start)

크로스오버 스타트는 정지 동작에서 다시 가속을 낼 때 사용하는 트레이닝으로 야구의 베이스 러닝 스타트 동작과 축구에서 방향을 바꾸는 동작, 셔틀런 또는 스포츠 상황에서 방향 전환 동작에서 일반적으로 사용된다. 스포츠 상황 중 방향을 전환하는 동작에서 선수는 많은 에너지를 필요로 하고 스트레스를 받게 된다. 조금 더 효율적으로 강력하게 크로스 오버 스타트를 하기 위해서는 한쪽 발에 체중을 완전하게 옮기는 것이 필요하다. 왼쪽에서 오른쪽으로 크로스오버를 할 경우 왼쪽 발에 자신의 체중의 거의 100%가 지지되었을 때 발을 넘겨야 폭발력을 가질 수 있다. 이때 상체는 회전하지 않고 시선과 몸통이 고정된 상태에서 동작을 수행한다. 왼쪽 발목, 무릎, 고관절을 완전하게 신전해야 하며, 처음 자세에서 가지고 있던 몸의 높이가 높아지지 않게 해야 한다. 운동거리 5~30M.

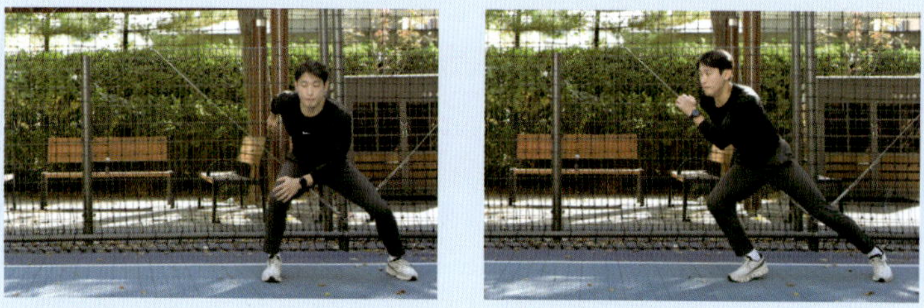

Cross Over Start

그림 36 크로스오버 스타트

(11) 단거리 달리기(Sprint)

단거리 달리기는 달리고자 하는 방향을 정면으로 바라보고 출발한다. 가능하면 최대의 속력을 만들려고 해야 하며, 처음 출발 시 한쪽 발에 선수의 체중이 완전하게 올라가야 파워를 발휘할 수 있다. 30M 거리까지는 상체를 전방으로 기울인 상태를 유지하도록 해야 가속력을 향상시킬 수 있다. 한 번에 스피드가 향상되지 않기 때문에 매일매일 조금씩 속도를 증가시키려고 해야 파워를 향상시킬 수 있다.

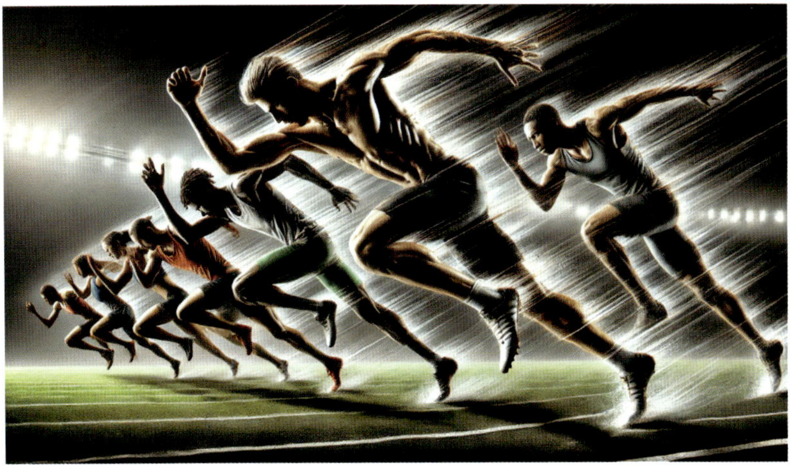

그림 37 단거리 달리기

3장

저항 트레이닝

1. 코어 트레이닝
2. 근력 트레이닝
3. 상체 밀기와 당기기(UB push pull)
4. 하체 밀기와 당기기(LB push pull)
5. 통합 트레이닝(Integrate)
6. 회전 트레이닝(Rotational Training)
7. 스포츠 특이성 적용(Sports-Specific Adaptation)
8. 시스템적 근력운동 교정법

3장 저항 트레이닝

저항 트레이닝은 인체에 저항을 주는 그 어떤 물체도 모두 트레이닝에 적용할 수 있다. 대표적으로 저항 트레이닝에 쓰일 수 있는 것으로는 웨이트 트레이닝 장비, 케틀벨, 모래 주머니, 사람의 저항, 탄력 밴드, 몬스터 밴드, 수중, 바람, 벽밀기 등이 있다. 웨이트 트레이닝이라고 하지 않는 이유는 더 다양한 장비를 사용하기 위해서다. 웨이트 트레이닝이라고 한정하면 다른 장비를 사용할 수 없게 되기 때문이다.

저항 트레이닝을 진행할 때는 선수의 트레이닝 목적을 정확히 알고 진행해야 한다. 만약 선수가 근지구력, 근비대, 근력, 근파워를 어느 정도로 필요로 하는지에 따라서 반복 횟수를 다르게 적용하여 트레이닝시켜야 한다. 저항 트레이닝에서 이 부분이 최소한의 트레이닝 가이드라인이다.

<table>
<tr><th>RM</th><th>2</th><th>3</th><th>4</th><th>5</th><th>6</th><th>7</th><th>8</th><th>9</th><th>10</th><th>11</th><th>12</th><th>13</th><th>14</th><th>15</th><th>16</th><th>17</th><th>18</th><th>19</th><th>20</th></tr>
<tr><td rowspan="4">트레이닝 목표</td><td colspan="5">근력</td><td colspan="5">근력</td><td colspan="5">근력</td><td colspan="4">근력</td></tr>
<tr><td colspan="4">파워</td><td colspan="5">파워</td><td colspan="5">파워</td><td colspan="5">파워</td></tr>
<tr><td colspan="5">근비대</td><td colspan="5">근비대</td><td colspan="5">근비대</td><td colspan="4">근비대</td></tr>
<tr><td colspan="4">근지구력</td><td colspan="4">근지구력</td><td colspan="6">근지구력</td><td colspan="5">근지구력</td></tr>
</table>

표 12 반복 횟수에 따른 운동 목표

저항 트레이닝 중 운동의 강도 변화를 위한 핵심 변수는 다음 표와 같다. 반복 횟수는 적을수록 운동강도가 높으며, 세트 수가 많을수록, 훈련 강도가 높을수록, 반복 속도가 늦을수록, 트레이닝의 무게가 무거울수록, 휴식시간이 짧을수록, 훈련 빈도가 많을수록, 지속시간이 길수록, 트레이닝 형태가 새로울수록 선수가 느끼는 운동강도는 높아진다.

저항 트레이닝 강도 변화를 위한 핵심 변수는 아래의 아홉 가지 항목들로 구성되어 있다. 다른 항목들이 더 있으나 아홉 가지가 일반적으로 많이 사용하는 변수들이다. 팀 및 선수의 훈련 강도를 조절하기 위해서는 아래의 변수를 가능하면 한 가지씩 변화를 주어야 한다. 한 번에 많은 변화는 트레이닝 강도가 너무 높아서 팀과 선수의 컨디션이 떨어질 가능성이 높기 때문이다. 어떠한 변수를 조절하여 운동 강도를 변화시킬 것인지에 대해 코치는 면밀한 준비를 하고 프로그램을 구성해야 한다.

저항 트레이닝 강도 변화를 위한 핵심 변수 (화살표의 방향은 훈련 강도 증가)		
반복 횟수 ↓	세트수 ↑	훈련 강도 ↑
반복의 속도 ↓	트레이닝 무게 ↑	휴식시간 ↓
주간, 월간, 연간 훈련 빈도 ↑	트레이닝 지속시간 ↑	트레이닝의 형태 New

표 13 저항 트레이닝 강도 변화를 위한 핵심 변수

트레이닝의 목표	하중	반복 횟수	세트	휴식시간
근력(Strength)	>/=85	</=6	2~6	2~5min
파워(Power)	80~90	1~5	3~5	2~5min
근비대(Hypertrophy)	67~85	6~12	3~6	30s~1.5min
근지구력 (Muscular Endurance)	</=67	>/=12	2~3	</=30s

표 14 트레이닝 목표에 따른 휴식시간

1. 코어 트레이닝

코어 트레이닝은 크게 두 가지로 나누어져 있다. 하나는 할로윙, 드로우 인 방법이다. 이 방법은 운동재활 및 코어가 약한 초보자에게 사용하는 방법으로, 로컬 근육을 자극하여 횡격막 및 골반기저근을 수축하여 척추분절의 강성을 증가시키는 방법이며 일반적으로 호흡을 통해 배꼽을 척추 쪽으로 당기는 동작을 말한다. 또 하나의 방법은 브레이싱 운동으로 근력 트레이닝 중 사용하며 코어 중상급자에게 사용한다. 이 운동은 글로벌 근육을 자극하는 동작으로 외복사근, 내복사근, 요방형근을 수축하는 방법이며 코어의 근육을 바깥쪽으로 밀어내면서 운동을 하여 허리 골반의 안정성을 만드는 운동이다. 코어 운동의 선택은 초급자 및 운동재활이 필요한 사람에게는 드로우인, 중상급자에게는 동작의 준비단계에서는 드로우인을 하고 운동을 하는 동작에서는 브레이싱이 필요하다.

Bracing 브레이싱 운동	호흡운동 사용동작 운동재활, 코어 초기 Supine(누운자세) Prone(엎드린자세) Kneeling(무릎)	전체 근육수축 (글로벌 근육)	외복사근 내복사근 요방형근	허리, 골반 강성 증가	허리 골반 안정성 확립
					허리 안정성 확립
Hollowing (Drawing in 드로우 인)	호흡운동 사용동작 근력 트레이닝 중 Half Kneeling(반무릎)Standing(선자세) Single standing(한발)	속근육 수축 (로컬근육) 횡격막 수축 골반기저근 수축	다열근 복횡근 복강내압 상승	척추분절 강성 증가	척추 분절간 안정성 확립

브레이싱 운동은 근력 트레이닝 중에 사용하며, 근력 트레이닝 준비 동작은 할로윙(드로우 인)으로 한다.

표 15 코어 안정화 운동

코어 트레이닝을 작성할 때 가정 먼저 확인해야 하는 것은 회원의 약점을 파악하는 것이다. 일반적으로 코어가 약하게 되면 등하부와 상지 움직임, 코어와 하지 움직임, 코어와 엉덩이 근력이 모두 약해져 있다. 하지만 이 중에서도 조금 더 약한 부분이 있으며 근력의 차이에 따라 운동의 비율을 변경하면서 프로그램하는 것이 필요하다. 운동의 방법은 회원이 가장 편하게 움직이면서 약한 근육에 자극을 줄 수 있는 것으로 선택하는 것이 좋다. 운동의 순서는 상지, 하지의 움직임으로 코어를 만드는 운동을 먼저하고 등하부와 엉덩이 근력을 만드는 코어를 두 번째로 하며 마지막으로 통합된 움직임으로 이루어진 운동으로 진행해야 한다.

운동의 순서	2	1	1	2	3
코어의 위치	**등 하부** (Low Trap–)	**상지 움직임** (Arm & Ribs)	**하지 움직임** (Leg)	**엉덩이** (Hip)	**통합 움직임**(Integrate Ex–)
운동 방법	Row (Top to Bottom)	Pull Down	Straight Leg Raises (SLR)	Bridge exercise	Rotation

표 16 코어 운동의 연속체(Continuum of Core Workouts)

2. 근력 트레이닝

근력 트레이닝을 할 때는 밀기와 당기기 형태로 구분해서 운동을 해야 한다. 그 이유는 첫 번째로 근육에 과도한 스트레스를 주지 않고 운동을 할 수 있기 때문이다. 동일한 근육군에 지속적인 자극을 주지 않기 때문에 근육에 부담을 줄여줄 수 있다. 두 번째로는 운동과 휴식이 교차되므로 트레이닝 시간이 짧아지고, 더 많은 운동을 할 수 있다는 것이다. 푸시 동작의 운동이 끝나고 밀기에 사용된 근육이 휴식에 들어가는 사이, 당기기 동작의 트레이닝이 바로 들어갈 수 있다. 세 번째로는 트레이닝을 더 다양하게 할 수 있다는 장점이 있다. 전통적인 웨이트 트레이닝은 트레이닝 이름에 동작이 결정되기 때문에 장비를 바꾼다든지 또는 동작을 바꾸는 것이 쉽지 않다.

3. 상체 밀기와 당기기(UB push pull)

몸통 밀어 올림 연습에는 수평 및 수직 하중 운동이 포함된다. 벤치 프레스의 편평한 경사와, 기울기 변이를 포함하여 수평으로 로드된 몸통 푸시 운동은 가슴과 전방 삼각근을 대상으로 운동한다. 수직 로드된 몸통 푸시 운동은 측면 삼각근과 사지 근육을 대상으로 하고, 수직으로 적재된 몸통 푸시 연습의 예로는 밀리터리 프레스 및 어깨 프레스의 자유 무게 및 기계 변형이 있다. 수평 및 수직 로드된 몸통 푸시 운동 모두 세로 뼈 근육을 활성화하고 수직 운동은 세로 뼈 근육 섬유를 강조한다.

몸통 당기는 운동은 몸통의 후방 측면을 작동하는 수평 및 수직 하중 운동을 포함한다. 수평적으로 로드된 몸통 당김 운동은 사지, 후방 삼각근, 기복 및 정사각형 근육을 대상으로 한다. 수평적으로 당기는 연습의 예로는 시티드 로우, dumbbell row, 티바 로우 및 벤트 오버 로우를 이용한다. 수직로드 당김 운동은 상지 및 이두근을 대상으로 하여 chinups, pullups 및 lat pull down 등의 수직으로 로드된 몸통운동을 한다.

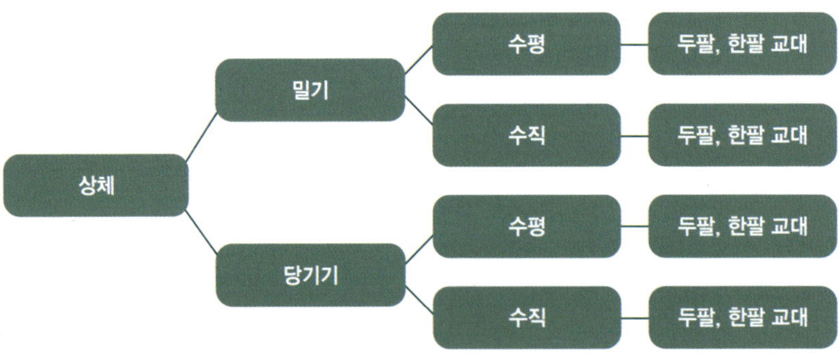

표 17 상체 밀기와 당기기

(1) 상체 수평 당기기

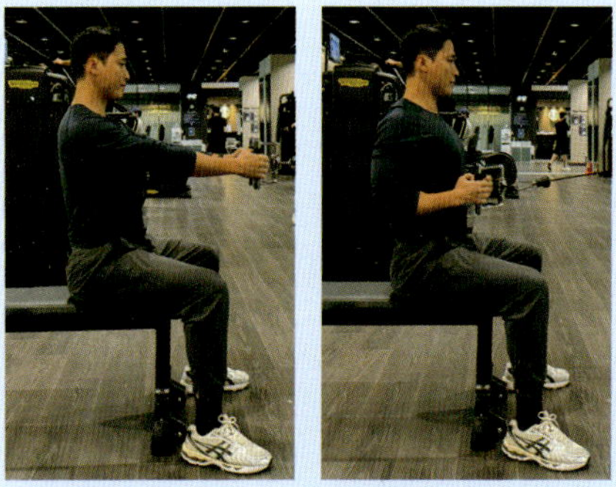

Machine Training – Seated Row

그림 38 상체 수평 당기기 1

트레이닝 팁

Primal Muscle Activation
: 광배근(Latissimus Dorsi)

Secondary Muscle Activation
: 승모근(Trapezius) 및 능형근 (Rhomboids)

* 프라이멀 근육의 강한 수축을 확인.

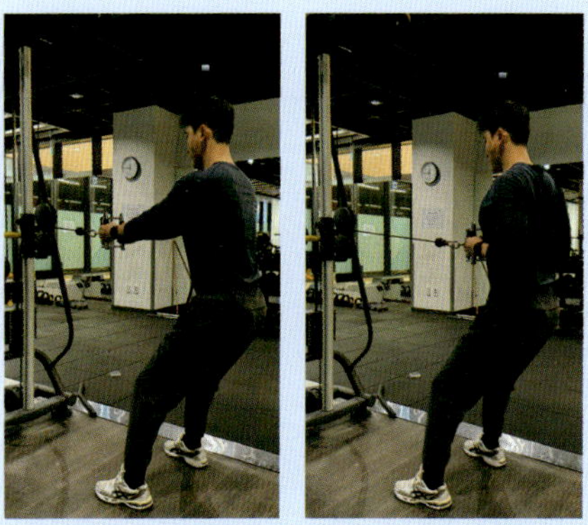

Free Weight Training – Cable Row

그림 39 상체 수평 당기기 2

트레이닝 팁

Primal Muscle Activation
: 광배근(Latissimus Dorsi)

Secondary Muscle Activation
: 승모근(Trapezius) 및 능형근 (Rhomboids)

– 보조적으로 이두근(Biceps Bra- chii), 후면 삼각근(Posterior Deltoid), 척추기립근(Erector Spinae)도 관여

* 프라이멀 근육의 강한 수축을 확인.

트레이닝 팁

Primal Muscle Activation
: 광배근(Latissimus Dorsi)

Secondary Muscle Activation
: 승모근(Trapezius) 및 능형근 (Rhomboids)

- 단일 팔로 수행하기 때문에 척추기립근(Erector Spinae)과 복부 근육(Core Muscles)**이 균형을 유지하는 데 더 많은 역할

* 프라이멀 근육의 강한 수축을 확인.

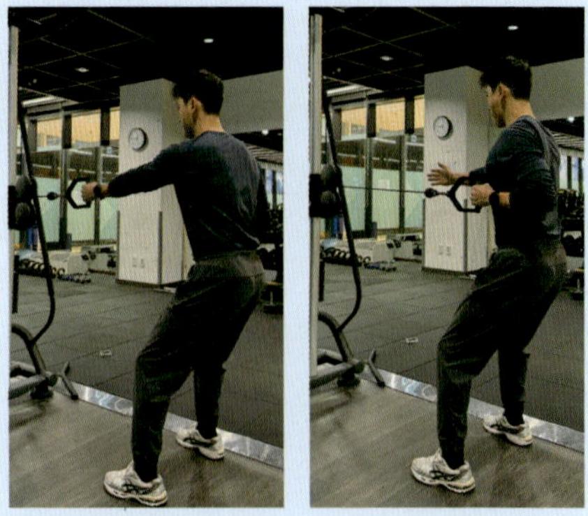

Free Weight Training – Cable Single Row

그림 40 상체 수평 한손 당기기 3

(2) 상체 수평 밀기

트레이닝 팁

Primal Muscle Activation
: 대흉근(Pectoralis Major)

Secondary Muscle Activation
: 삼각근 전면(Anterior Deltoid) 및 삼두근(Triceps Brachii)

* 프라이멀 근육의 강한 수축을 확인.

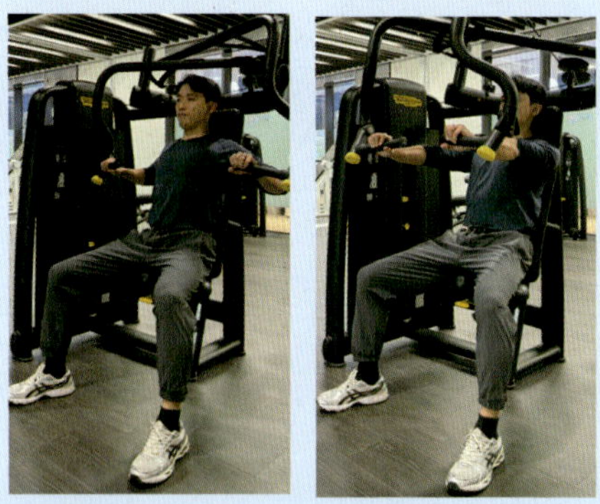

Machine Training – Chest Press

그림 41 상체 수평 밀기 1

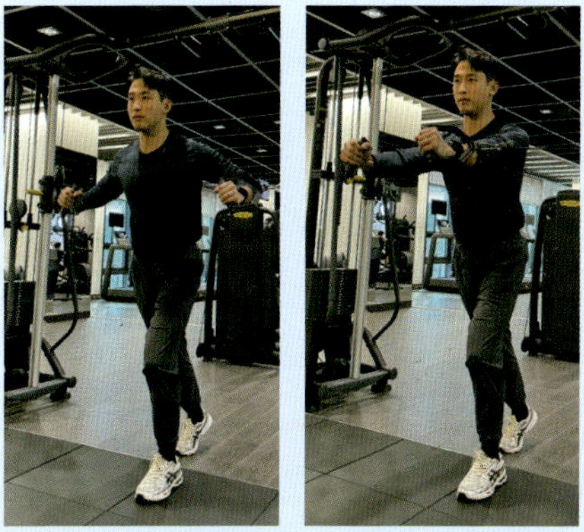

Free Weight Training – Cable Press

그림 42 상체 수평 밀기 2

트레이닝 팁

Primal Muscle Activation
: 대흉근(Pectoralis Major)

Secondary Muscle Activation
: 삼각근 전면(Anterior Deltoid) 및 삼두근(Triceps Brachii)

- 코어 근육(Core Muscles, 복직근 및 복횡근)은 균형을 유지하는 데 중요한 역할. 서서 하는 동작이므로 안정성을 유지하기 위해 체간 근육의 개입

* 프라이멀 근육의 강한 수축을 확인.

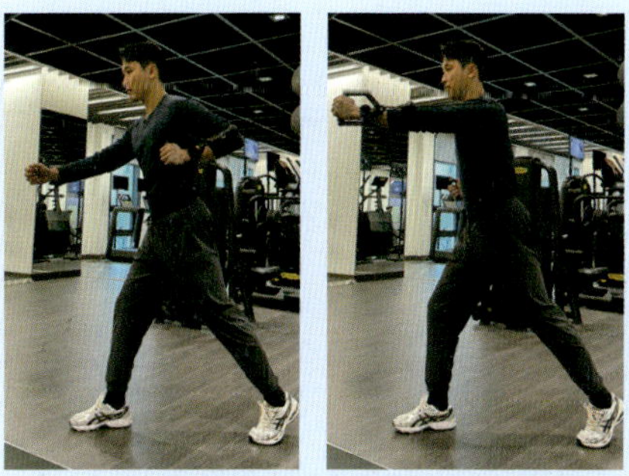

Free Weight Training – Cable Single Press

그림 43 상체 수평 한손 밀기 3

트레이닝 팁

Primal Muscle Activation
: 대흉근(Pectoralis Major)

Secondary Muscle Activation
: 삼각근 전면(Anterior Deltoid) 및 삼두근(Triceps Brachii)

- 한쪽 팔로 수행하는 동작이므로 ** 코어 근육(Core Muscles, 복직근 및 복횡근)과 내외복사근(Obliques)이 균형을 유지하는 데 더 적극적으로 관여, 둔근(Glutes)과 하지 근육(Leg Muscles)도 자세를 안정적으로 유지하는 데 중요한 역할

* 프라이멀 근육의 강한 수축을 확인.

(3) 상체 수직 당기기

트레이닝 팁

Primal Muscle Activation
: 광배근(Latissimus Dorsi)

Secondary Muscle Activation
: 능형근(Rhomboids) 및 승모근(Trapezius)

- 보조적으로 이두근(Biceps Brachii), 후면 삼각근(Posterior Deltoid), 척추기립근(Erector Spinae)도 관여

* 프라이멀 근육의 강한 수축을 확인.

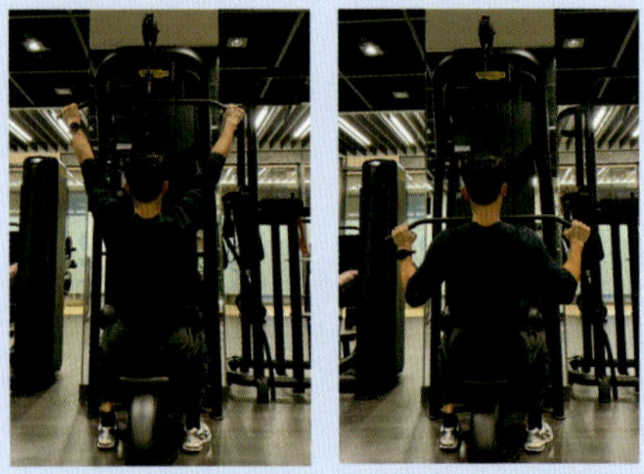

Machine Training – Lat Pull Down

그림 44 상체 수직 당기기 1

트레이닝 팁

Primal Muscle Activation
: 광배근(Latissimus Dorsi)

Secondary Muscle Activation
: 이두근(Biceps Brachii)

- 능형근(Rhomboids), 승모근(Trapezius), 후면 삼각근(Posterior Deltoid), 척추기립근(Erector Spinae) 등이 사용. Chin-Up은 손바닥이 몸을 향한 언더그립(Underhand Grip)으로 수행되므로, 턱걸이(Pull-Up)보다 이두근의 개입이 더 많아 팔의 힘을 더 많이 사용

* 프라이멀 근육의 강한 수축을 확인.

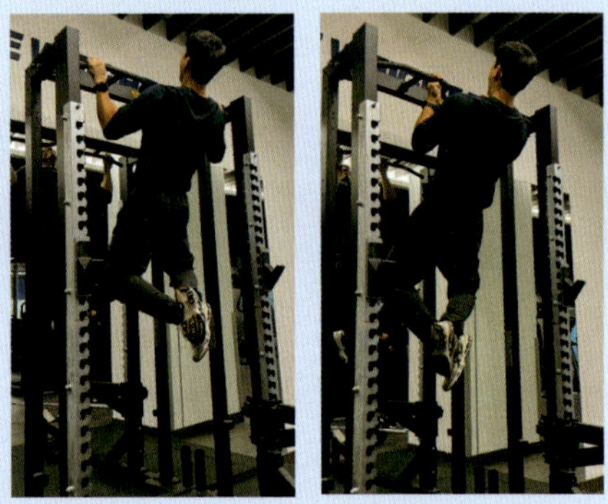

Free Weight Training – Chin Up

그림 45 상체 수직 당기기 2

(4) 상체 수직 밀기

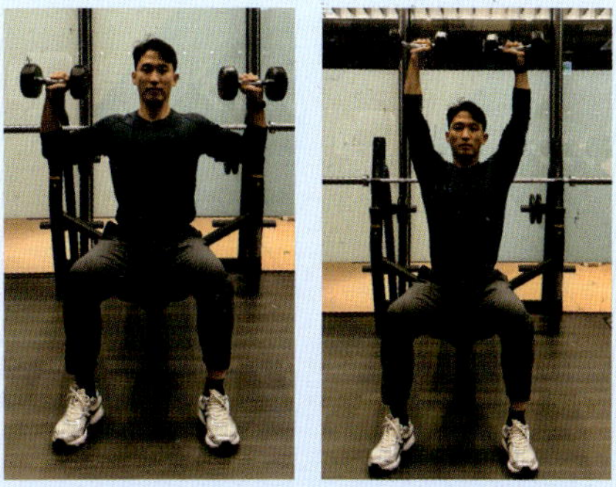

Machine Training – Shoulder Press

그림 46 상체 수직 밀기 1

트레이닝 팁

Primal Muscle Activation
: 삼각근 전면(Anterior Deltoid)

Secondary Muscle Activation
: 삼두근(Triceps Brachii) 및 승모근 상부(Upper Trapezius)

- 보조적으로 삼각근 측면(Lateral Deltoid), 전거근(Serratus Anterior), 척추기립근(Erector Spinae) 등이 안정성과 지지 역할.

* 프라이멀 근육의 강한 수축을 확인.

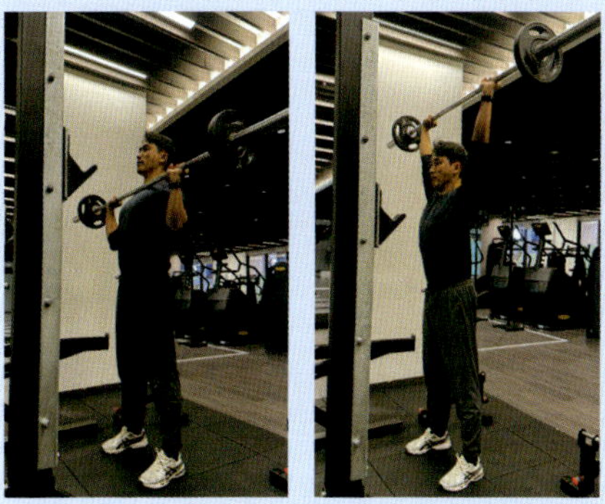

Free Weight Training – Military Press

그림 47 상체 수직 밀기 2

트레이닝 팁

Primal Muscle Activation
: 삼각근 전면 (Anterior Deltoid)

Secondary Muscle Activation
: 삼두근(Triceps Brachii) 및 승모근 상부(Upper Trapezius)

- 추가적으로 삼각근 측면(Lateral Deltoid), 전거근(Serratus Anterior), ** 척추기립근(Erector Spinae) ** 이 상체를 지지하고 균형을 유지하는 데 도움

* 프라이멀 근육의 강한 수축을 확인.

트레이닝 팁

Primal Muscle Activation

: 삼각근 전면 (Anterior Deltoid)

Secondary Muscle Activation

: 삼두근(Triceps Brachii) 및 승모근 상부(Upper Trapezius)

- 추가적으로 코어 근육(Core Muscles, 복직근 및 복횡근)과 내외복사근(Obliques)이 균형을 유지하는 데 중요한 역할. 단일 팔로 수행하는 동작이므로 한쪽 몸이 기울어지는 것을 방지하기 위해 척추기립근(Erector Spinae)과 둔근(Glutes)도 더 많이 개입

* 프라이멀 근육의 강한 수축을 확인.

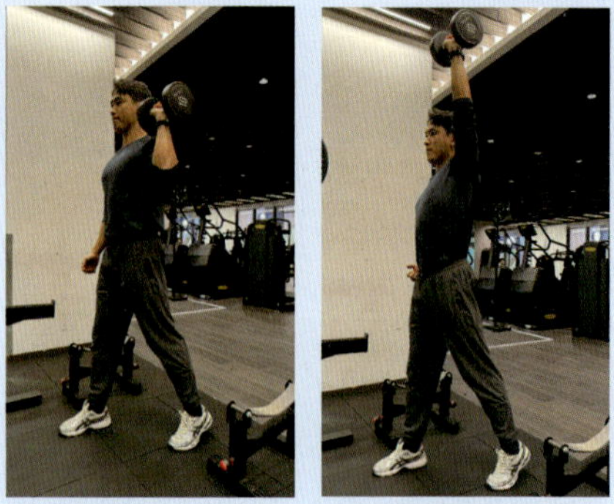

Free Weight Training – Military Press

그림 48 상체 수직 한손 밀기 3

4. 하체 밀기와 당기기(LB push pull)

하체 밀기 운동에는 수직 및 수평 하중 운동이 포함된다. 단일 및 이중 다리 수직 로드 운동은 대퇴사두근, 두드리기 및 골격 근육을 작동하게 한다. 이중 다리 수직 푸시 운동에는 스쿼트 및 레그 프레스가 포함된다. 단일 다리 수직 밀기 운동에는 돌진과 쪼그리고 앉는 운동이 포함되며, 수평으로 적재된 하체 추진 운동은 대둔근, 햄스트링 및 종아리 근육을 대상으로 한다. 수평 하체 운동의 예로는 엉덩이 추력과 둔부 교합이 있으며, 이는 정면 저항에 대해 엉덩이를 확장한다.

하체 당기기 운동은 엉덩이 확장과 무릎 굴곡 운동을 강조한다. 엉덩이 당기기 운동은 대둔근, 근육 긴장 및 내전근을 활성화시킨다. 엉덩이 확장을 이용한 하부 몸 끌어 당김 연습의 예로는 데드리프트, 굿 모닝과 풀 스루가 있다. 그리고 무릎 관절 굴곡 하체 당김 운동은 햄스트링, 힙 경첩, 종아리 근육을 활성화시킨다. 무릎을 굴곡하여 당기는 운동 중 누워서 골반을 들어올리는 동작도 포함한다. 엉덩이 신전과 무릎 굴곡을 결합한 운동으로 구분되기도 하며 이는 롤링, 슬라이딩 및 글라이딩 레그 컬은 또한 무릎 굴곡과 엉덩이 신전을 결합한다.

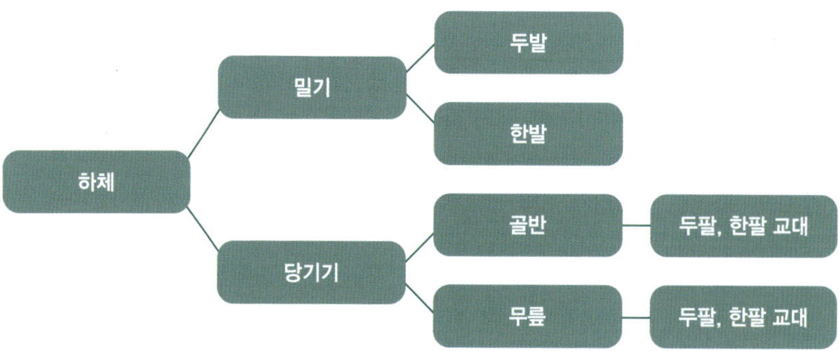

표 18 하체 밀기와 당기기

(1) 하체 골반 당기기

트레이닝 팁

Primal Muscle Activation
: 대둔근(Gluteus Maximus)

Secondary Muscle Activation
: 햄스트링(Hamstrings) 및
척추기립근(Erector Spinae)

- 대퇴사두근(Quadriceps)과 코어 근육(Core Muscles)도 동작의 안정성과 힘 전달

* 프라이멀 근육의 강한 수축을 확인.

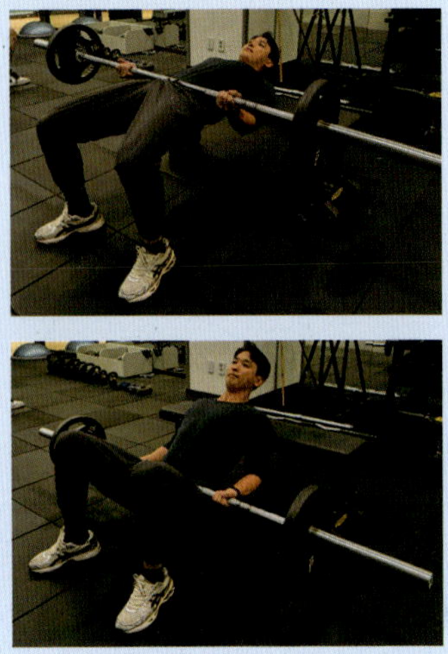

Hip Thrust

그림 49 하체 당기기 1

트레이닝 팁

Primal Muscle Activation
: 대둔근(Gluteus Maximus)

Secondary Muscle Activation
: 햄스트링(Hamstrings) 및
척추기립근(Erector Spinae)

- 대퇴사두근(Quadriceps), 광배근(Latissimus Dorsi), 승모근(Trapezius), 코어 근육(Core Muscles) 등이 균형 유지와 힘 전달

* 프라이멀 근육의 강한 수축을 확인.

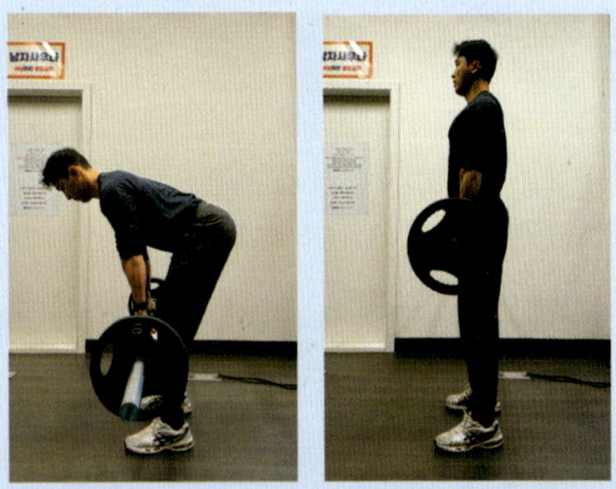

Dead Lift

그림 50 하체 당기기 2

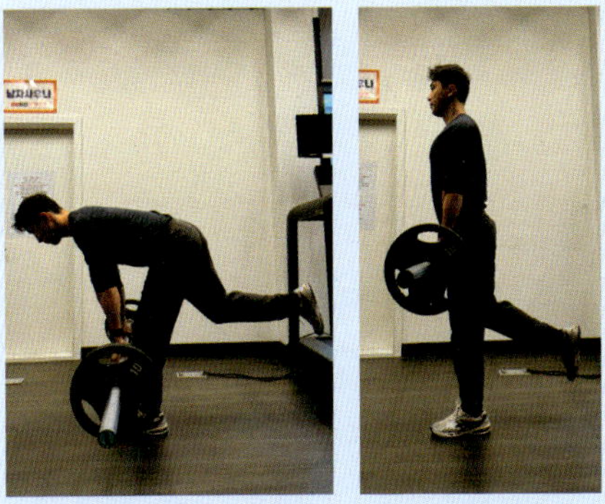

Dead Lift

그림 51 하체 한발 당기기 3

트레이닝 팁

Primal Muscle Activation
: 대둔근(Gluteus Maximus)

Secondary Muscle Activation
: 햄스트링(Hamstrings) 및 코어 근육 (Core Muscles: 복직근, 복횡근, 내외 복사근)

- 한쪽 다리로 수행하는 동작이므로 **둔근 중둔근(Gluteus Medius)** 과 **척추기립근(Erector Spinae)** 이 균형을 유지하는 데 중요한 역할. 발목과 무릎의 안정성을 위해 **종아리 근육(Calf Muscles: 비복근, 가자미근)** 도 개입

* 프라이멀 근육의 강한 수축을 확인.

(2) 하체 두발 밀기

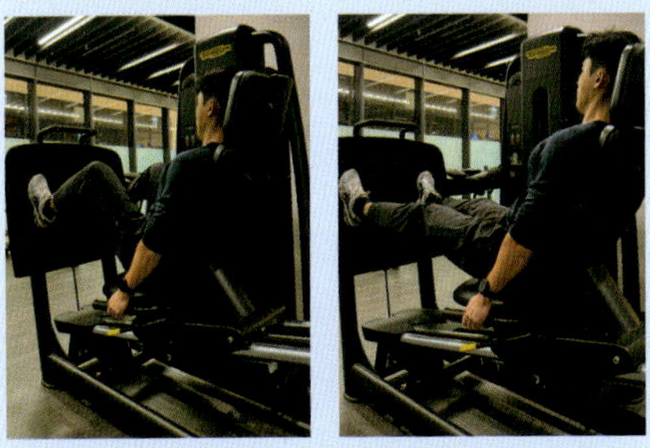

Leg Press

그림 52 하체 밀기 1

트레이닝 팁

Primal Muscle Activation
: 대퇴사두근(Quadriceps)

Secondary Muscle Activation
: 대둔근(Gluteus Maximus) 및 햄스트링(Hamstrings)

* 프라이멀 근육의 강한 수축을 확인.

트레이닝 팁

Primal Muscle Activation
: 대퇴사두근(Quadriceps)

Secondary Muscle Activation
: 대둔근(Gluteus Maximus) 및 햄스트링(Hamstrings)

- 척추기립근(Erector Spinae), 코어 근육(Core Muscles: 복직근, 복횡근), ** 종아리 근육(Gastrocnemius, Soleus) ** 이 균형을 유지하고 안정성을 높이는 데 중요한 역할

* 프라이멀 근육의 강한 수축을 확인.

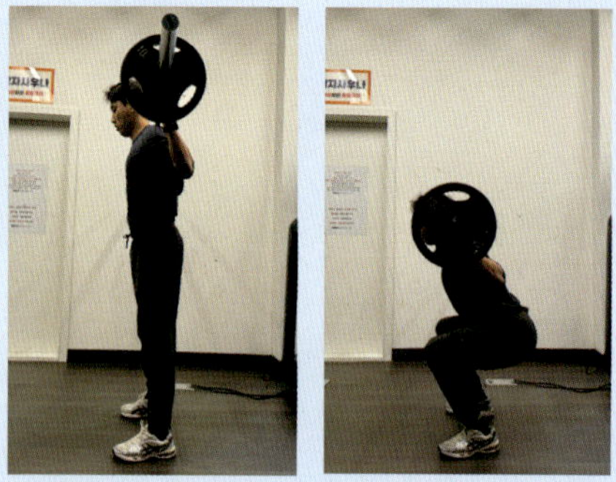

Squat

그림 53 하체 밀기 2

트레이닝 팁

Primal Muscle Activation
: 대퇴사두근(Quadriceps)

Secondary Muscle Activation
: 대둔근(Gluteus Maximus) 및 햄스트링(Hamstrings)

- 종아리 근육(Gastrocnemius, Soleus)이 균형을 유지하는 데 도움을 주며, 한쪽 다리씩 수행하는 동작이므로 코어 근육(Core Muscles: 복직근, 복횡근, 내외복사근)과 둔근 중 둔근(Gluteus Medius)도 안정성을 높이는 데 중요한 역할

* 프라이멀 근육의 강한 수축을 확인.

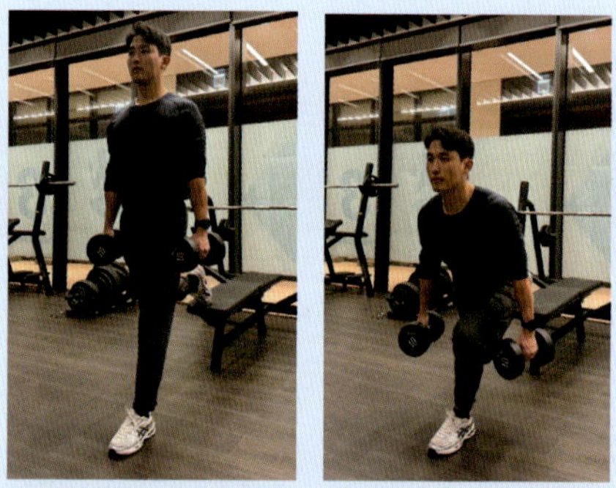

Split Lunge

그림 54 하체 한발 밀기 3

(3) 하체 측면

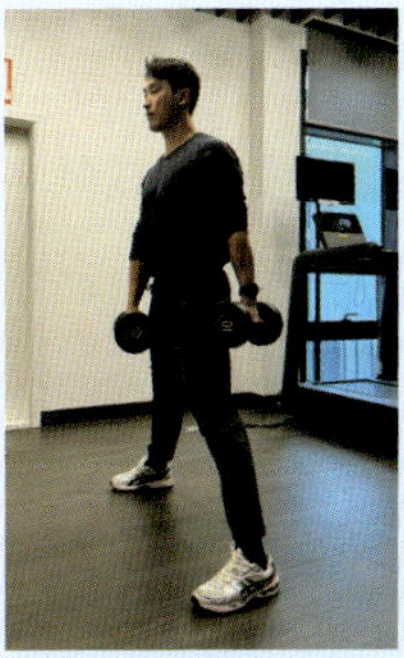

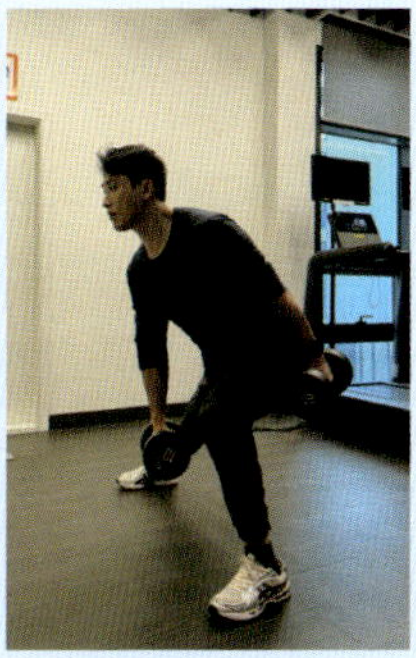

Side Lunge

그림 55 하체 측면운동 1

트레이닝 팁

Primal Muscle Activation

: 대퇴사두근(Quadriceps)

Secondary Muscle Activation

: 대둔근(Gluteus Maximus) 및 내전근(Adductors, 허벅지 안쪽 근육)

– 햄스트링(Hamstrings)과 둔근 중둔근(Gluteus Medius)이 균형을 유지하고, 코어 근육(Core Muscles: 복직근, 복횡근, 내외복사근)이 자세 안정성을 높이는 역할. Side Lunge는 다리 측면 근육을 강화하는 데 효과적인 운동.

* 프라이멀 근육의 강한 수축을 확인.

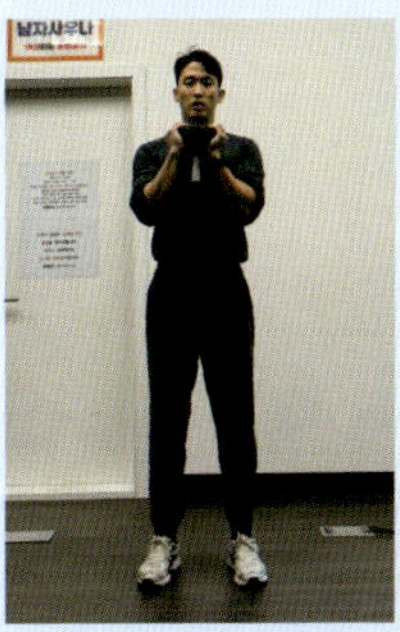

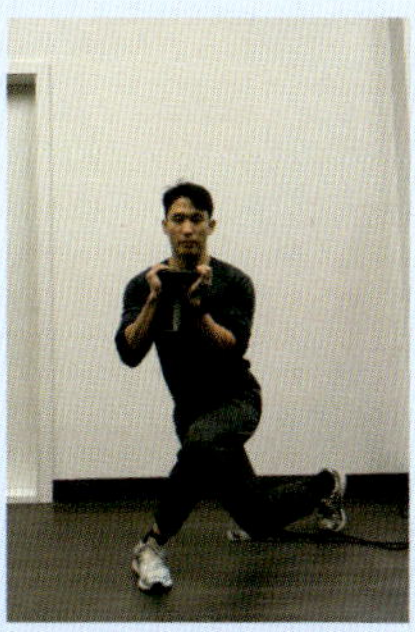

Side Lunge Cross Over

그림 56 하체 측면운동 2

트레이닝 팁

Primal Muscle Activation

: 대퇴사두근(Quadriceps)

Secondary Muscle Activation

: 대둔근(Gluteus Maximus) 및 내전근(Adductors, 허벅지 안쪽 근육)

– 햄스트링(Hamstrings), 둔근 중둔근(Gluteus Medius)이 균형을 유지하는 데 도움.

* 프라이멀 근육의 강한 수축을 확인.

5. 통합 트레이닝(Integrate)

통합 트레이닝(전신운동)은 상체와 하체를 동시에 트레이닝시키는 것이다. 상체와 하체가 같은 밀기를 할 수도 있고(역도 동작, 슬레드 밀기) 상체는 당기기, 하체는 고정된 상태의 운동(슬레드 당기기)을 할 수도 있다. 선수의 필요에 따라서 운동의 방법은 모방과 창조가 얼마든지 가능하다. 통합 트레이닝에서 주의해야 할 것은 상·하체가 동시에 트레이닝될 때 코어의 선 활성화가 되는지 확인이 필요하다. 코어의 선 활성화가 없는 상태에서 상·하체가 동시에 트레이닝을 하게 되면 허리의 부상위험이 높고 파워의 발현이 정상적으로 만들어지지 않을 가능성이 크다. 이렇게 잘못된 동작은 기술수행에 부작용을 일으킬 수 있다.

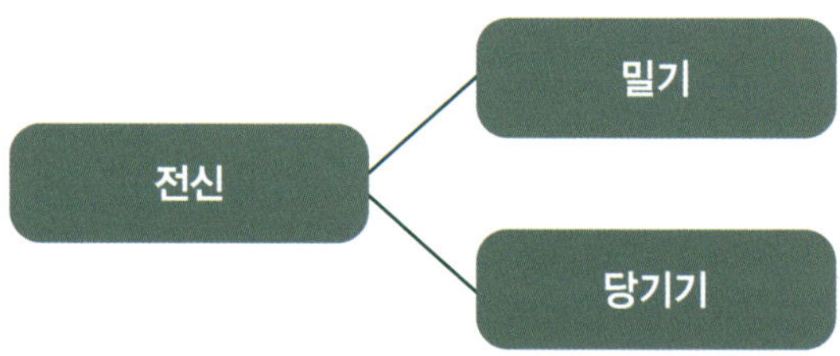

표 19 전신 밀기와 당기기

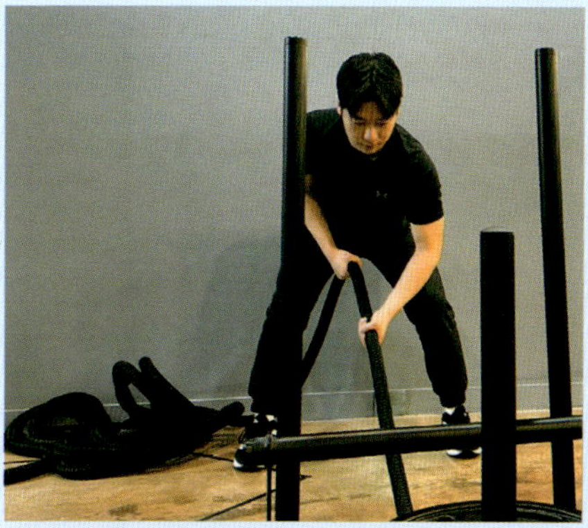

Slide Pull

그림 57 통합 당기기

트레이닝 팁

1. 스쿼트 자세를 유지한 상태에서 손을 고정된 지점(예: 슬라이더, 수건 등)에 잡고 상체를 뒤로 당기며 등을 수축.
2. 광배근과 능형근을 사용하여 몸을 안정적으로 이동시키고, 팔의 힘보다는 등 근육의 개입을 느끼며 수행.
3. 허리가 과하게 꺾이거나 어깨가 말리지 않도록 주의하고, 부드럽고 일정한 속도로 움직여야 부상의 위험을 줄임.

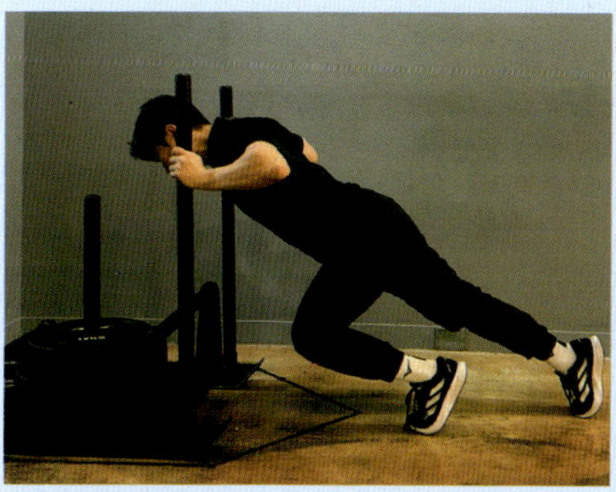

Slide Push

그림 58 전신 밀기

트레이닝 팁

1. 썰매 또는 밀 수 있는 무게 있는 장비를 준비하고, 어깨너비보다 약간 넓게 손을 짚음.
2. 상체를 앞으로 기울이고 코어에 힘을 준 상태에서, 한쪽 발을 강하게 밀어내며 앞으로 나아감.
3. 팔은 가볍게 뻗어 지지하며, 다리의 힘(대퇴사두근, 둔근, 햄스트링)을 활용하여 썰매를 밀어 이동.

6. 회전 트레이닝(Rotational Training)

회전 트레이닝은 통합 트레이닝이 어느 정도 숙달된 선수에게 다음 단계로 사용하기 좋다. 움직임의 면이 시상면, 관상면에서 횡단면의 움직임까지 만들어지기 때문에 선수들은 복잡함을 느낄 것이다. 회전 트레이닝에서 좋은 동작을 만들지 못한다면 기술에서도 좋은 동작을 만들기 어렵다. 스포츠의 거의 모든 동작들은 3개의 면(야구의 던지기와 치기, 축구의 슛, 배구의 스파이크 등)을 사용하는 움직임이 기본이기 때문이다. 안정성 운동은 상체가 외부로부터 외력을 받았을 때 코어와 하체를 단단하게 안정화시켜 주어 중심을 잡아주는 것을 말한다. 추진력은 달리기 가속, 점프, 던지기 등에서 주로 하체의 추진력에 의해 발생되는 힘을 말한다. 안정성과 추진력이 각각 수행되기도 하지만 두 가지 동작이 결합된 형태로도 동작이 나올 수 있다. Strength Coach 또는 Performance Coach가 담당하고 있는 선수의 스포츠 종목, 포지션에 따라서 운동을 선택하여 사용하면 좋다. 일반적으로 스포츠 특이성(Sports-Specific)에 적합한 트레이닝이기도 하다.

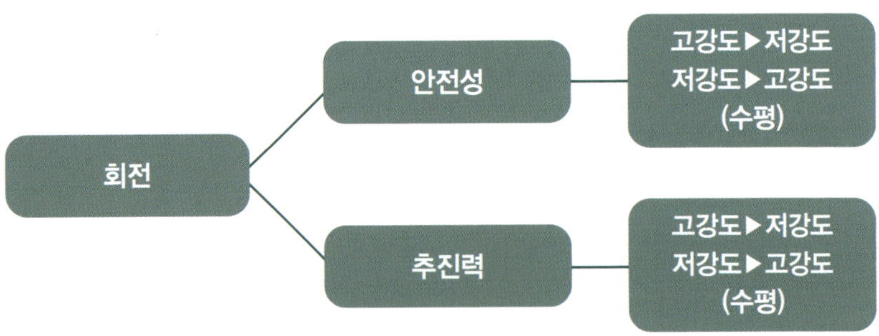

표 20 회전 밀기와 당기기

(1) 회전 안정성

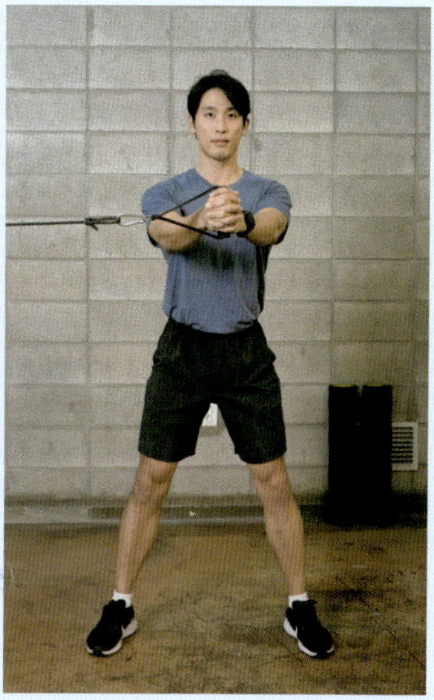

Rotational Stability 준비 자세

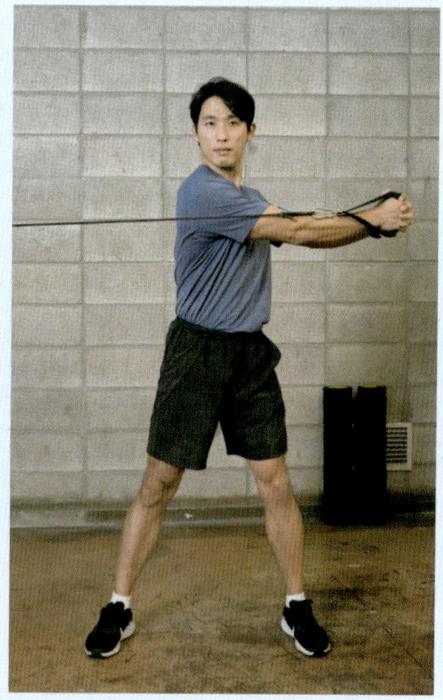

Rotational Stability 종료 자세

그림 59 회전 안정성

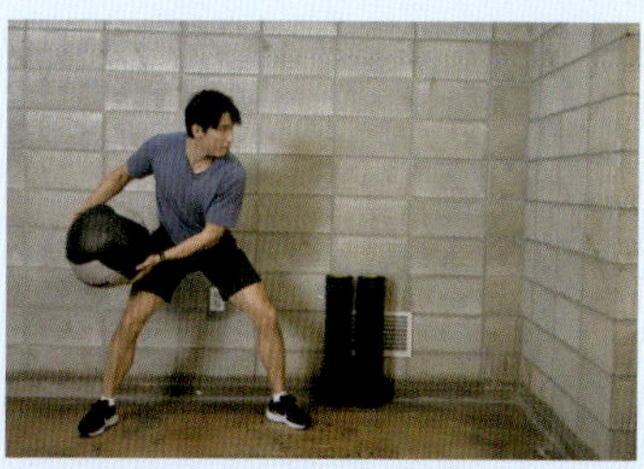

M.B Throw 준비 자세

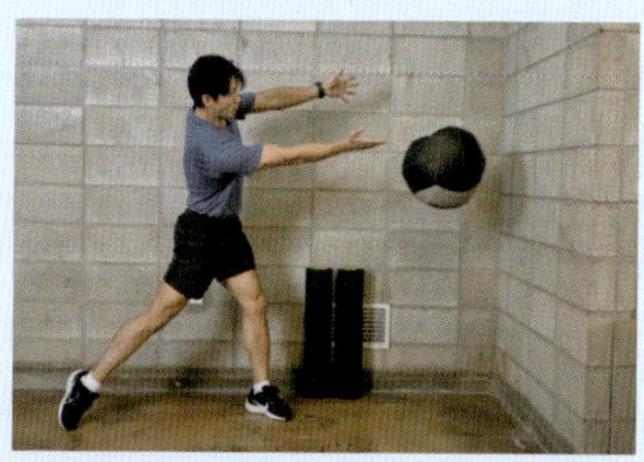

M.B Throw 종료 자세

그림 60 회전 밀기

(2) 회전 추진력

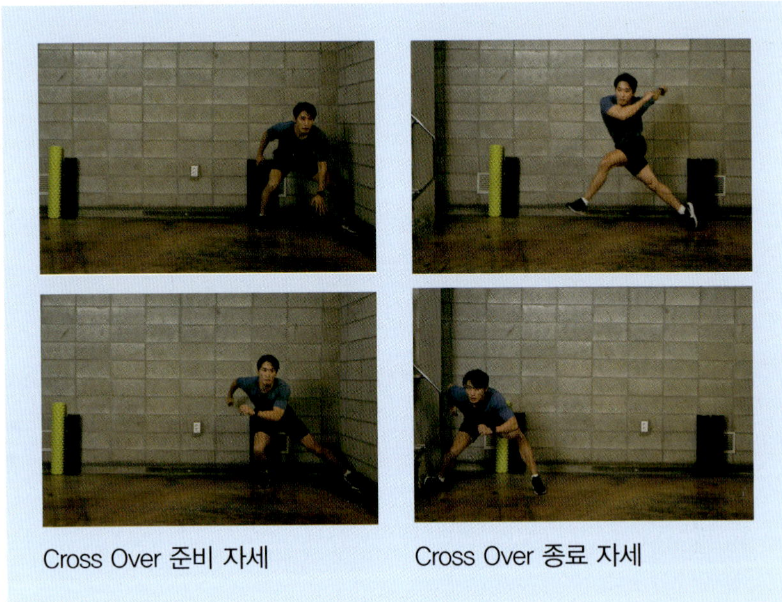

그림 61 회전 추진력

7. 스포츠 특이성 적용(Sports-Specific Adaptation)

선수의 트레이닝 프로그램을 작성할 때 종목의 특성을 먼저 파악하고, 포지션의 특성을 적용한 후, 선수의 몸 상태에 따라서 작성해야 한다. 우선순위의 앞뒤가 바뀔 경우 프로그램 구성이 종목에 맞지 않게 될 수 있다. 아래의 예시는 저자가 임의대로 작성한 것이니 참고하여 선수의 트레이닝 프로그램을 작성할 때 사용하면 된다.

골프 종목을 예로 들면 첫째, 에너지 시스템은 ATP-PC로 3~4초 이내 필요하므로 짧은 시간 파워 향상 트레이닝과 회전을 직선으로 바꾸어 주는 트레이닝을 준비한다. 둘째, 포지션은 존재하지 않으니 비거리 또는 정교한 스윙으로 구분하여 트레이닝 프로그램을 구성한다. 셋째, 선수개인의 특성 파악은 체력 측정을 통해 부족한 체력 요소를 파악하고, 교정운동을 위해 가동성, 안정성, 근신경조절 평가를 하여 운동 프로그램을 구성한다.

축구 종목을 예로 들면 첫째, 에너지 시스템은 해당작용에 의한 에너지 시스템으로 10~15M 달리기를 중심으로 방향을 전환하는 트레이닝을 준비한다. 둘째, 미드필더는 공격과 수비의 전환이 벌어지는 과정에서 네 방향으로 방향을 전환하고 달리기를 하여 체력 소모가 많이 있는 포지션이다. 방향 전환의 스트레스를 이겨내기 위해서는 관절의 가동성과 회전성, 안정성을 만들어 주는 것이 중요하다. 셋째, 선수 개인의 특성 파악은 체력 측정을 통해 부족한 체력 요소를 파악하고, 교정운동을 위해 가동성, 안정성, 근신경조절 평가를 하여 운동 프로그램을 구성한다.

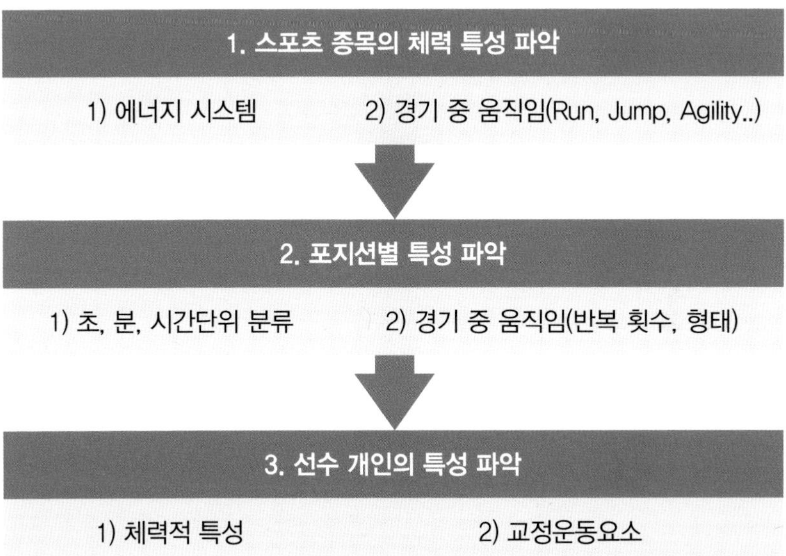

표 21 트레이닝 프로그램 우선순위

선수에게 저항 트레이닝 프로그램을 작성하기 위해서는 선수가 참여하는 스포츠의 특성을 체력적으로 파악하는 것이 필요하다. 스포츠를 하나의 요소로 파악하기는 어렵지만 우선순위를 정해서 어떤 요소가 더 중요한지 파악을 해야 프로그램을 작성할 수 있다. 트레이닝의 우선순위를 작성하는 것은 선수의 피로도를 최소화시키면서 효율성을 극대화시키기 위함이다.

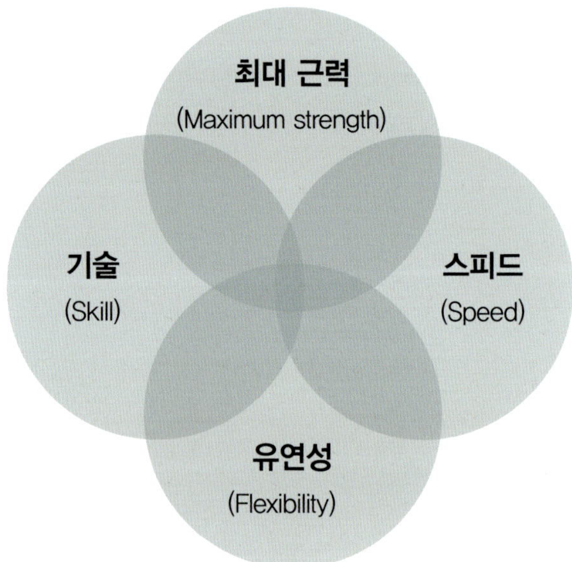

그림 62 스포츠 종목의 체력 특성 파악

8. 시스템적 근력운동 교정법

근력운동을 교정할 때는 우선, 처음 근력 트레이닝을 하는 초심자와 잘못된 동작을 익혀 수정이 필요한 대상자로 구분하는 것이 필요하다. 초심자에게 운동을 지도할 때는 자세에 대한 설명을 한 후 운동의 동작을 시범 보이고 회원이 운동을 하는 모습을 확인하여 수정을 해야 하는 우선순위를 정한 후 동작 교정에 들어간다. 중급자 및 상급자는 운동을 하는 것을 먼저 보고 운동 중 자극을 받는 근육의 위치를 확인해서 운동 동작의 문제가 있는 우선순위를 정하고 운동교정을 시작한다. 초급자, 중급자, 상급자 모두 운동 중 움직임의 모습으로 정확하게 운동을 하고 있는지 평가하고 최종적으로 사용되는 근육의 위치를 확인하여 정확한 운동을 수행하고 있는지 여부를 결정한다.

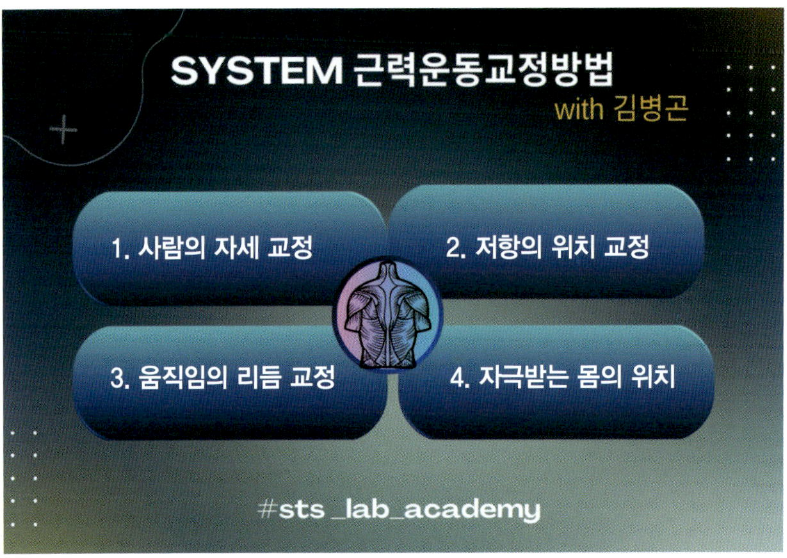

그림 63 시스템적 근력운동 교정 방법

4장

점프, 착지를 위한 퍼포먼스 트레이닝

1. 안전한 착지를 위한 트레이닝
2. 점프력 향상을 위한 트레이닝
3. 반복 점프를 위한 트레이닝
4. 착지 후 방향 전환을 위한 트레이닝

4장 점프, 착지를 위한 퍼포먼스 트레이닝

점프 트레이닝과 플라이오메트릭을 하기 위해서는 우선 착지에 대한 안정성을 확보하는 것이 필요하다. 안정적인 착지가 안 될 경우 부상의 위험성이 높고, 연속된 점프 트레이닝을 안전하게 수행하는 능력을 증가시킬 수 없기 때문이다. 따라서 선수가 안정된 착지를 할 수 있게 트레이닝한 후 강도 높은 훈련인 연속점프 형태로 진행해야 한다.

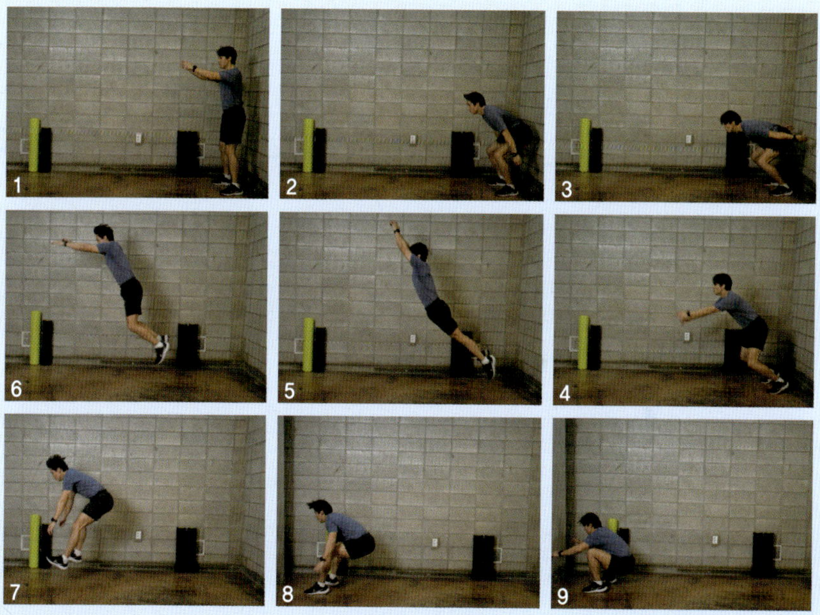

그림 64 점프와 착지 단계

[적절한 점프 기술의 5단계]

- 로드(Loading): 점프를 시작할 때 팔이 뒤로 흔들리고 엉덩이가 힌지로 연결된다. glutes, hamstrings, quads, back extensors 및 종아리 편심 하중이 있다. 코어 근육이 브레이싱을 시작하고 체중이 발의 공으로 이동한다.
- 시작(Initiation): 점프가 시작될 때 시작 단계가 편심성으로 근육과 맞물린 경우, 엉덩이 굴근을 개방하면서 엉덩이와 다리의 신전 근육을 폭발적으로 수축시킨다. 이러한 엉덩이, 무릎 및 발목 동작을 "트리플 신전"이라고 한다.
- 신전(Extension): 운동의 중간에 팔이 귀를 향해 올라갈 때 엉덩이와 어깨가 열려 최대 운동량을 만든다. 점프 사이클에서 가장 높은 지점인 최고점은 전신을 신전하게 한다.
- 하강(Descent): 몸을 움직인 후 몸은 통제된 착륙을 준비하기 시작한다. 엉덩이 힌지, 무릎 굴곡 및 발목 plantarflex.
- 흡수(Absorption): 착륙은 시작 위치와 비슷하지만 충격 흡수를 위한 편심 하중이 생긴다. 발을 땅에 대는 것을 상상하는 데 도움이 될 수 있다.

1. 안전한 착지를 위한 트레이닝

안전한 점프 및 착륙 기술을 배우면 무릎과 발목 부상을 줄일 수 있다. 점프, 빠른 방향 전환 및 일부 신체 접촉이 포함된 모든 스포츠는 선수가 무릎 부상을 입을 위험이 있다. 청소년 여성은 넷볼, 축구 및 축구와 같은 다른 스포츠 그룹보다 더 위험하다. 이 게시물에서는 부상을 줄이는 데 도움이 되는 안전한 점프 및 착륙 기술에 대해 설명한다. 무릎이 다치지 않도록 균형을 유지하고 팔다리 강도를 낮추는 것이 중요하다.

Plyometric Progression

- 착지(Landing)
- 양발 점프(Double Leg Hops)
- 한발 점프(Single Leg Hops)
- 전방 점프(Forward Bounds)
- 한발 측면 점프(Single Leg Lateral Hops)
- 여러 번 측면 점프(Multiple Lateral Hops)
- 박스 점프(Box Jump)
- 반응 / 단거리 질주(Reaction / Sprint Out)

표 22 플라이오메트릭의 진행 과정

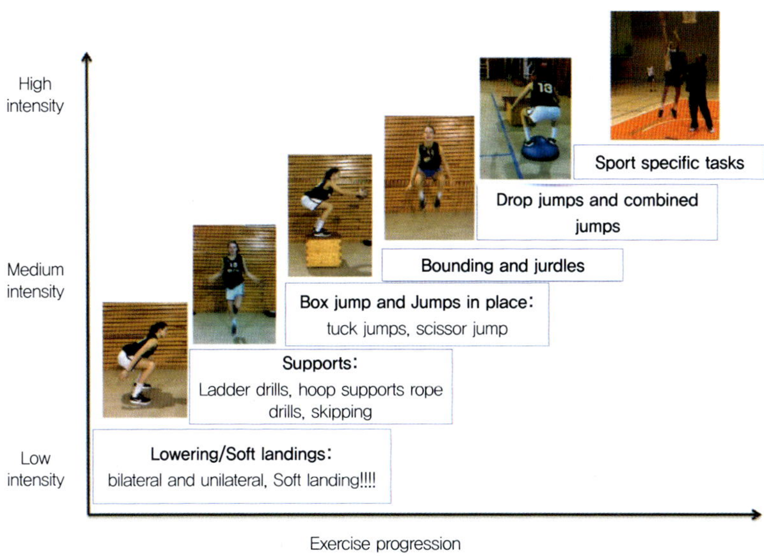

High intensity
Medium intensity
Low intensity
Sport specific tasks
Drop jumps and combined jumps
Bounding and jurdles
Box jump and Jumps in place:
tuck jumps, scissor jump
Supports:
Ladder drills, hoop supports rope drills, skipping
Lowering/Soft landings:
bilateral and unilateral, Soft landing!!!!
Exercise progression

그림 65 안전한 착지를 위한 트레이닝

다음 지침을 사용하여 젊은 네트 볼러가 관절을 부상으로부터 보호하기 위해 올바르게 이착륙하는 법을 배우도록 도와준다. 처음에 훈련을 할 때는 기술을 올바르게 얻을 수 있도록 기술을 느리게 한다. 그런 다음 올바른 이륙 및 착륙 패턴을 사용하여 드릴의 속도와 복잡성을 구축한다.

[양발 착지의 드릴]

- 두 발은 동시에 착륙하고 엉덩이 거리만큼 떨어져 있어야 한다.
- 착륙 시 무릎이 발 위에 있어야 한다(예: 무릎이 발 안쪽으로 모아지거나 발이 안쪽으로 무너지지 않도록 한다).

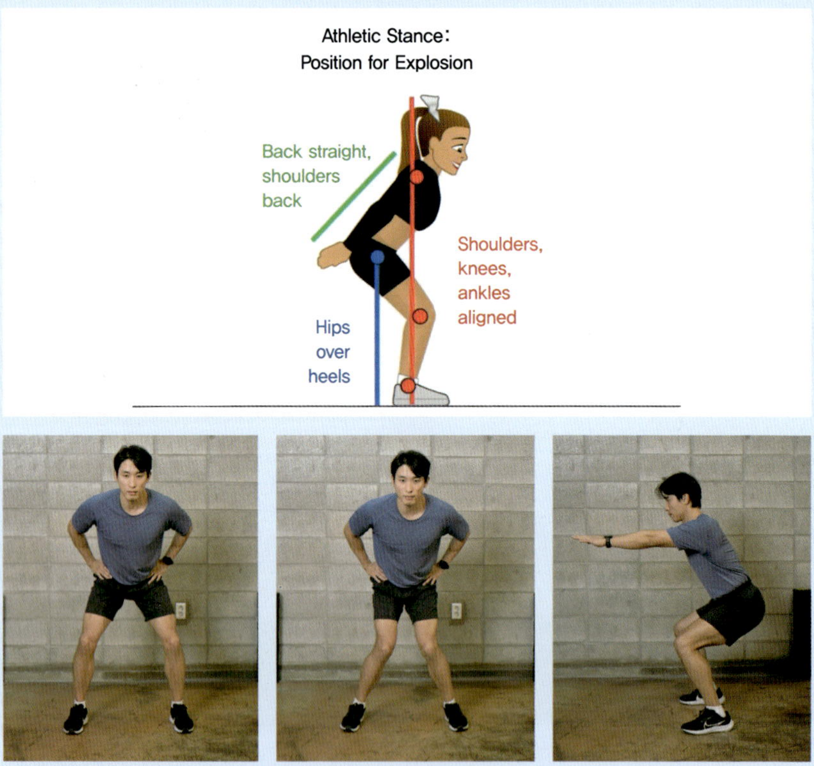
Athletic Stance:
Position for Explosion
Back straight, shoulders back
Shoulders, knees, ankles aligned
Hips over heels

그림 66 안전한 착지를 위한 하지의 정렬

- 무릎은 충격에 부드럽게 구부러져야 한다.
- 무릎과 발은 같은 방향을 향해야 한다.
- 측면에서 볼 때 무릎이 발가락 앞에서 너무 멀리 떨어지면 안 된다.

착지 동작이 안정적인 자세가 되면 점프 후에 착지를 하는 트레이닝으로 전환한다. 발은 어깨너비로 벌리고 서고, 점프를 하기 위해 체중을 아래쪽으로 내릴 때 고관절에 힌지(구부림)를 만들고 상체를 곧게 편다. 체중이 완전하게 아래쪽으로 내려왔을 때 양쪽 발볼에 균등하게 체중이 들어와 있으면 올바른 점프 준비가 된 것이다. 이 동작을 반복적으로 트레이닝한 후 자세가 좋으면 점프 후 착

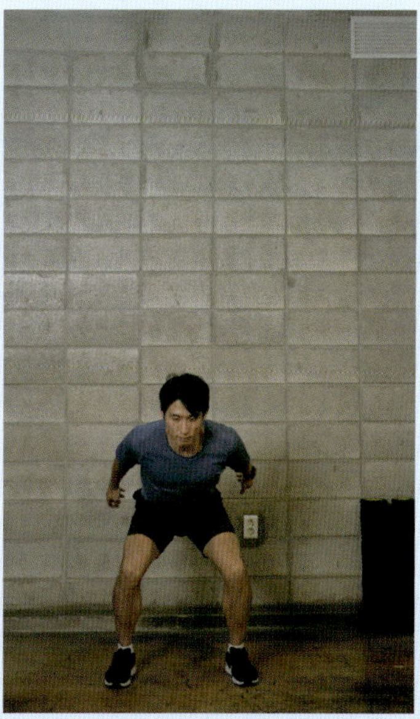

ABP Jump 준비, 종료 자세

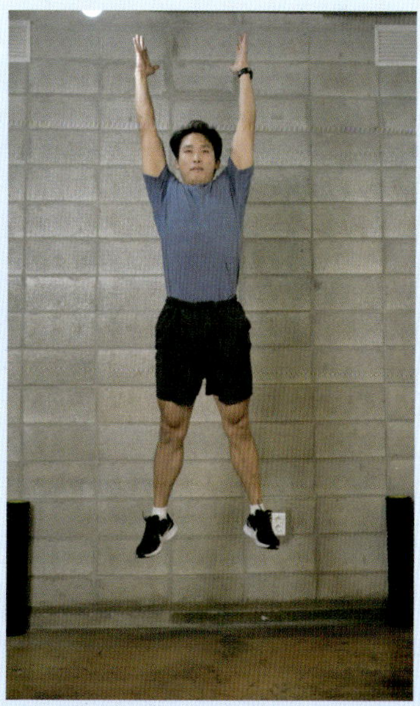

ABP Jump 중간 자세

그림 67 스쿼트 점프와 착지

지를 하게 한다. 착지는 가능하면 처음 점프한 곳으로 착지를 하는지 관찰을 해야 한다. 만약 점프한 곳에서 착지한 자리가 많이 이탈될 경우 힘을 잘못 쓰고 있을 가능성이 크다. 착지 시 충격은 발바닥과 고관절에 집중되는 것이 가장 안전한 착지가 된다. 연속점프로 전환시켜 트레이닝할 때 점프의 높이가 낮아지거나 착지의 자세가 무너질 경우, 동작을 멈추게 하거나 반복 횟수를 제한한다.

[한발 착지 드릴]

- 무릎이 발 안쪽으로 모아지거나 발이 안쪽으로 무너지지 않도록 한다.
- 골반은 수평이어야 한다.
- 무릎은 충격에 부드럽게 구부러져야 한다.
- 무릎과 발이 같은 방향을 향해야 한다.
- 측면에서 볼 때 무릎이 발가락 앞에서 너무 멀리 떨어지면 안 된다.

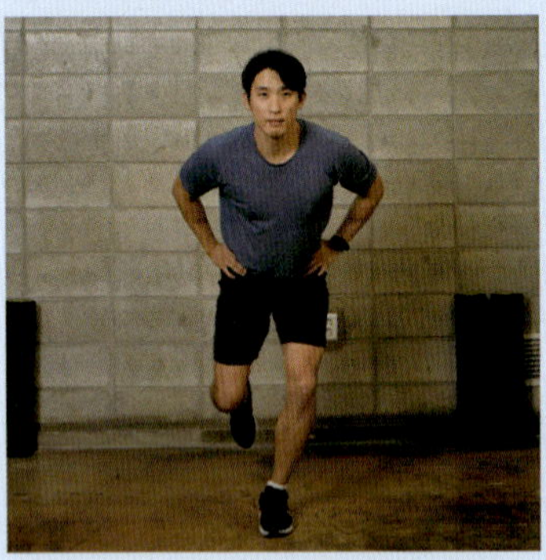

Single Leg Squat 좋은 자세

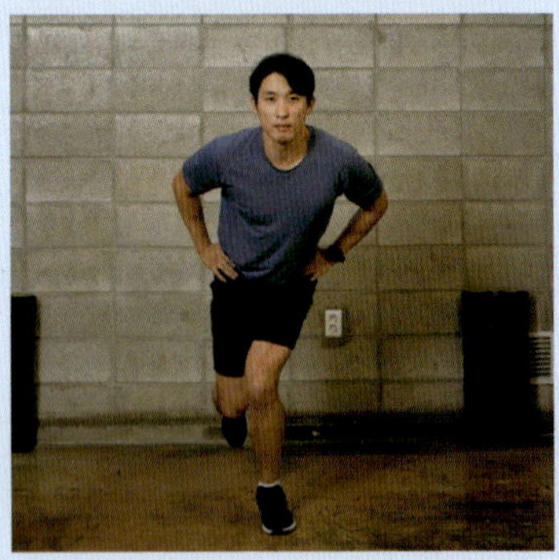

Single Leg Squat 나쁜 자세

그림 68 한발 스쿼트 점프와 착지

런지 점프 트레이닝에서 가장 신경써야 할 부분은 골반의 틀어짐이 있는지 확인하는 것이다. 다리가 앞뒤로 벌어진 상태에서 착지하기 때문에 하체에 힘이 없어서 코어가 활성화 되지 않을 경우 골반이 기울어지는 경우가 생긴다. 점프 동작은 폭발적으로 빠르게 해야 하지만 착지는 완전하게 정지된 동작을 만들고 다시 점프를 해야 안정성이 확보된다. 양 무릎은 90도를 유지하여 착지하고 상체는 곧게 펴서 착지해야 한다. 저항 트레이닝에서 런지 동작이 잘 안 될 경우 점프로 전환하지 말아야 한다. 왼발이 앞쪽에 위치하고 오른발이 뒤쪽에 위치한 상태에서 하늘 방향으로 최대한 높게 점프하고 착지는 오른발이 앞쪽에 위치하고, 왼발이 뒤쪽에 위치하여 착지한다. 반복 횟수는 선수의 트레이닝 상태에 따라 결정한다.

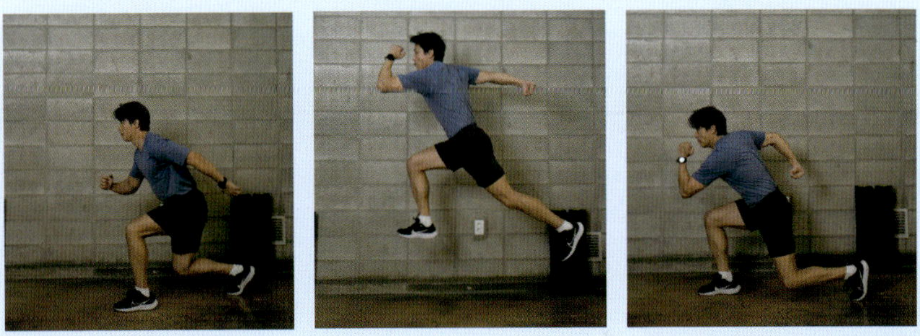

런지 점프 착지 준비 자세 / 런지 점프 착지 종료 자세

그림 69 런지 점프와 착지

스포츠 선수의 기본 자세에서 최대한 높게 점프하고 한쪽 발로 착지를 한다. 한쪽 발로 착지할 때 중심이 잡히지 않으면 다른 발을 지면에 대는게 아니라, 착지한 발로 작은 점프를 하면서 최대한 빠른 시간에 착지 자세를 만들어낸다. 한발 착지 시에도 상체와 골반,

하지는 선수의 기본 자세를 유지해야 한다. 특히 고관절의 힌지가 잘 만들어지는지 확인이 필요하다. 반복 횟수는 착지의 안정성이 확보되면 점프 횟수를 증가시키고, 15회 이상 안정적으로 점프하고 착지를 하면 한발로 점프해서 한발로 착지(Hopping)하는 트레이닝으로 전환한다.

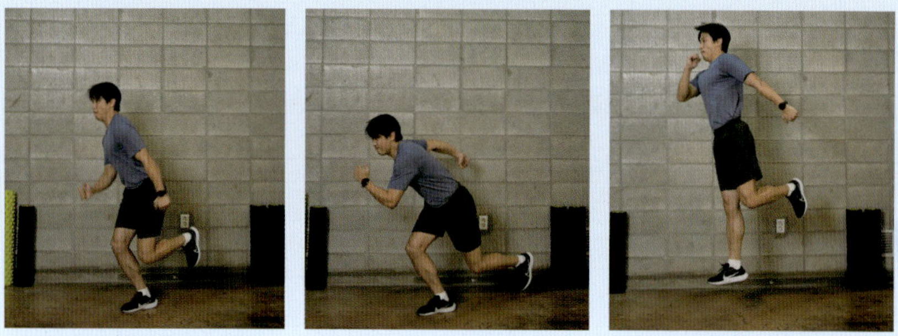

한발 점프 착지 준비 자세 　　한발 점프 착지 종료 자세

그림 70 한발 점프와 착지

일반적으로 스케이트 점프라고도 불리는 이 동작은 몸을 측면으로 이동하게 만드는 트레이닝이다. 측면 이동이기 때문에 위로 높이 뛰는 것보다는 측면으로 밀어내듯 옆으로 점프를 하는 것이 중요하다. 그래야 내전근과 둔근, 코어 안정화 근육들의 활성화가 만들어진다. 높이 점프를 하게 되면서 하지의 신전근들이 활성화되기 때문이다. 또한 착지 시 완전한 정지를 만드는 것이 필요하다. 완전한 정지를 빠르게 만들 수 있다는 것은 안정성이 뛰어나다는 것을 의미한다. 만약 한 번에 착지가 안 된다면 다른 다리를 지면에 대는 것이 아니라 같은 다리로 작은 점프를 만들어 중심을 잡아 안정화시킨

다. 반복 횟수는 착지의 안정성이 향상되면 횟수를 증가시킨다.

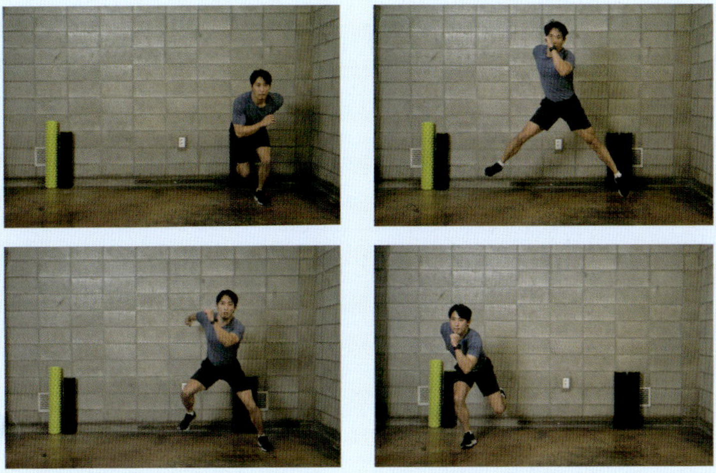

측면 점프 착지 준비 자세 　　　　측면 점프 착지 종료 자세

그림 71 측면 한발 점프와 착지

2. 점프력 향상을 위한 트레이닝

수직 점프를 향상시키는 훈련에는 속도와 힘을 증가시키도록 설계되어 빠르고 폭발적인 움직임으로 구성된 플라이오메트릭이 포함된다. 힘을 속도로 바꾸는 패스트 트위치 근육 섬유를 강화하여 최대한 높이 뛸 수 있게 하는 훈련이다. 운동선수가 힘줄의 힘을 증가시킬 수 있으면 부상을 줄이는 데 도움이 될 뿐만 아니라 폭발적인 움직임을 낼 수 있다.

다음은 수직 점프를 더 폭발적으로 높이기 위한 효과적인 트레이닝이다. 이 훈련은 농구선수와 배구선수의 수직 점프 높이를 높이며, 더 빠르게 달리고, 축구에서 방향을 빠르게 바꾸는 것과 같이 더 폭발적인 선수가 되는데 도움이 될 수 있다. 수직 점프에 대한 자세한 트레이닝 내용을 아래에서 참고하라.

발목 점프는 일반적으로 줄넘기를 하는 동작이라고 생각하고 트레이닝하면 된다. 고관절과 무릎을 완전히 펴고 발목의 움직임만으로 점프를 하는 것이다. 종아리의 근력과 파워를 향상시키는 트레이닝으로, 처음에는 체중만을 이용해 점프를 하고 점프가 잘 될 경우 줄넘기를 가지고 트레이닝을 해도 좋다. 발목 점프에서 가장 중요한 부분은 무릎을 구부리지 않은 채 높게 점프를 하는 것이다. 점프 횟수는 20회 정도에서 시작하여 50회까지 점진적으로 향상시킨다.

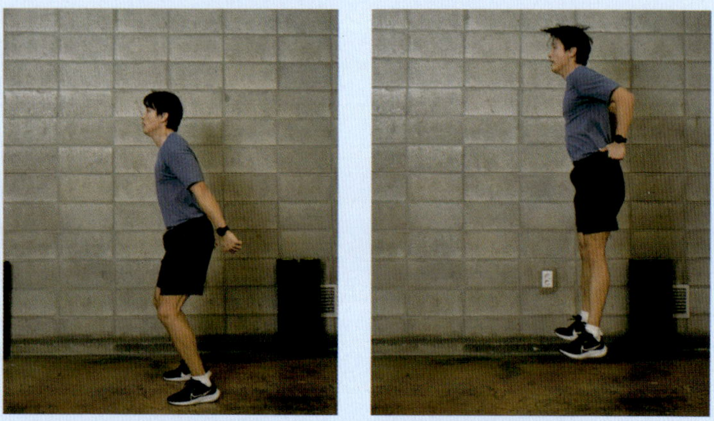

발목 점프 준비 자세 / 발목 점프 종료 자세

그림 72 발목을 이용한 연속 점프

박스 위로 점프하기는 적당한 높이의 박스를 앞에 두고 차렷자세에서 스쿼트 동작으로 점프 준비를 하고 박스 위로 점프한다. 가능하면 허리 및 상체는 곧게 유지하여 착지하도록 한다. 착지 후 걸어서 박스 위를 내려온다. 점프의 높이는 선수가 적응하는 정도에 따라서 조금씩 높이를 올려간다.

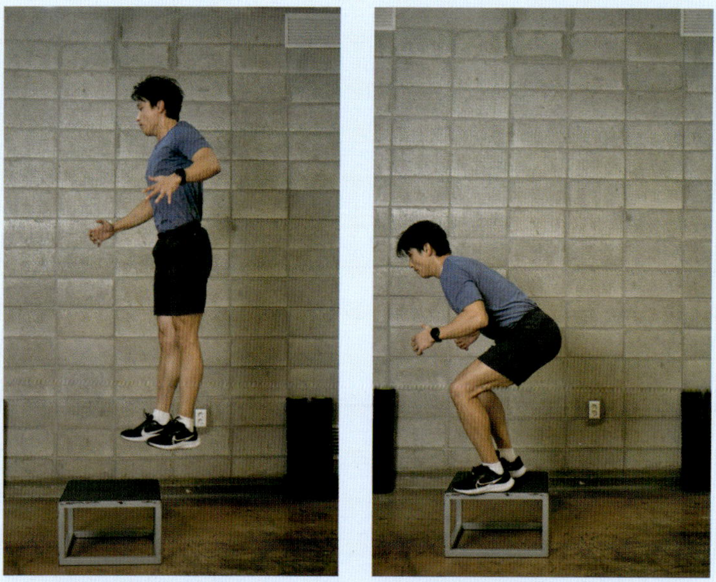

박스 위로 점프 준비 자세　　박스 위로 점프 종료 자세

그림 73 양발 박스 점프

스쿼트 점프는 양발을 어깨너비보다 조금 넓게 벌리고 선 후, 점프를 위해 스쿼트 동작으로 내려가고 최대한 높게 점프한 다음, 다시 스쿼트 자세로 착지한다. 완전하게 착지하여 정지하게 되면 다시 최대한 높게 점프한다. 양팔을 이용하여 리듬을 만들면서 점프한다. 점프의 높이가 낮아지거나 착지 자세가 불안정해지면 중단한다. 점차적으로 점프의 횟수를 늘려가도록 트레이닝한다.

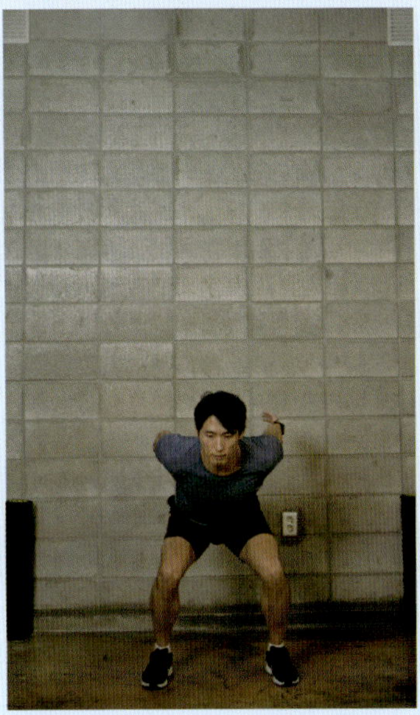

스쿼트 점프 준비 자세

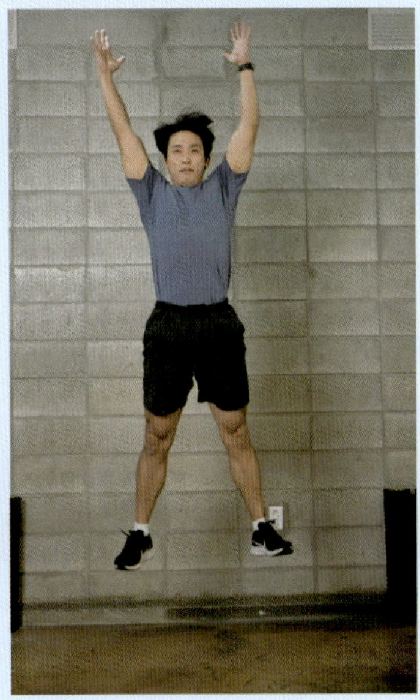

스쿼트 점프 종료 자세

그림 74 스쿼트 점프

턱 점프는 양발을 골반 넓이로 벌리고 최대한 점프하여 양 무릎을 가슴 쪽으로 올린 후 다시 착지하고 점프를 한다. 착지의 시간(Contact Time)은 최대한 짧아야 하고 공중에 떠 있는 시간(Air Time)은 최대한 길게 하는 것이 트레이닝의 목적이다. 가능하면 상체는 곧게 펴진 상태로 점프를 한다. 점프의 횟수는 선수가 정확한 자세로 가능한 정도까지만 반복하며, 점프의 높이가 줄어들면 트레이닝을 중단한다.

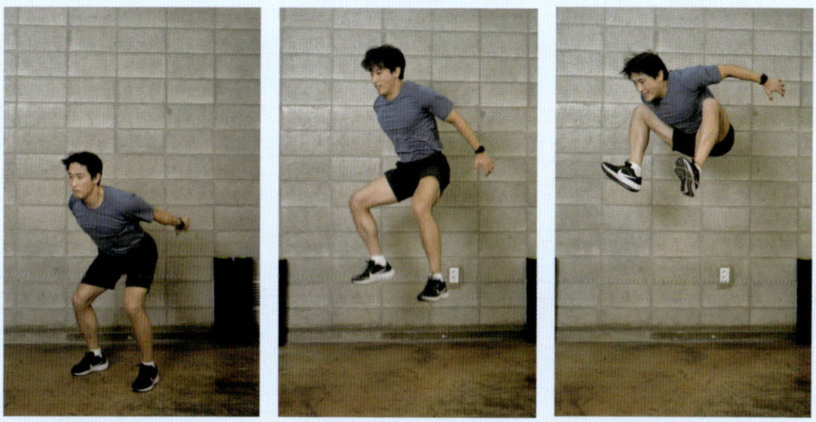

턱 점프 준비 자세 / 턱 점프 중간 자세 / 턱 점프 종료 자세

그림 75 턱 점프

박스점프는 박스의 높이를 20~100cm까지 점진적으로 높이면서 트레이닝 강도를 증가시킨다. 박스 위에서 내려오면서 착지는 두 발로 하고 가능하면 최대한 빠른 시간에 다시 최대 점프를 하는 트레이닝이다. 지면에 착지하는 시간을 줄이고 점프의 높이를 증가시키기 위해 집중해야 한다.

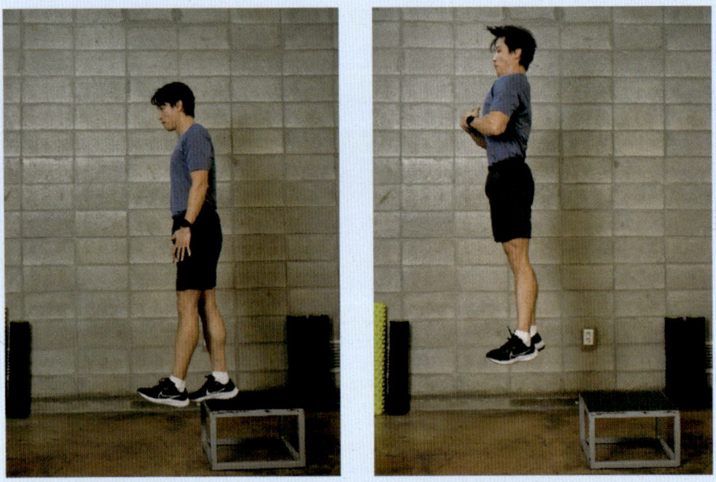

박스점프 준비 자세 박스점프 종료 자세

그림 76 박스 아래쪽 착지 후 점프

3. 반복 점프를 위한 트레이닝

반복 점프는 앞선 내용인 "2. 점프력 향상을 위한 트레이닝"에서 착지 및 점프의 정확한 동작을 익힌 선수가 연속 점프를 통해 파워를 생산하는 트레이닝으로 전환하는 것이다. 연속 점프의 목표는 "지면에 접촉하는 시간은 짧게 공중에 떠 있는 시간은 길게"이다.

점프 트레이닝에서 항상 가장 조심해야 할 것은 착지의 안정성을 확보하는 것이다. 트레이닝의 강도가 높아서 부상의 위험을 가지고 있기 때문이다. 점프의 반복 횟수 및 점프 거리는 선수의 체력에 따라서 다르게 적용해야 한다. 점프 트레이닝(플라이오메트릭)은 점프의 파워가 떨어진 채 트레이닝을 하면 트레이닝의 역효과(피로 누적, 부상, 경기력 저하)가 생긴다.

파워 스킵 연속 점프는 높이뛰기를 하는 느낌으로 한발로 지면을 밀어내고 반대발 무릎을 하늘로 들어올리면서 점프를 한다. 이때 상체는 곧게 펴고 지면을 밀어낸 다리는 지면을 향해 완전하게 펴고 반대 무릎은 가슴을 향해 최대한 높게 들어올린다. 양팔을 최대한 빠르고 강하게 스윙하여 점프의 리듬을 향상시킨다. 연속 점프로 트레이닝 강도를 향상시킨다.

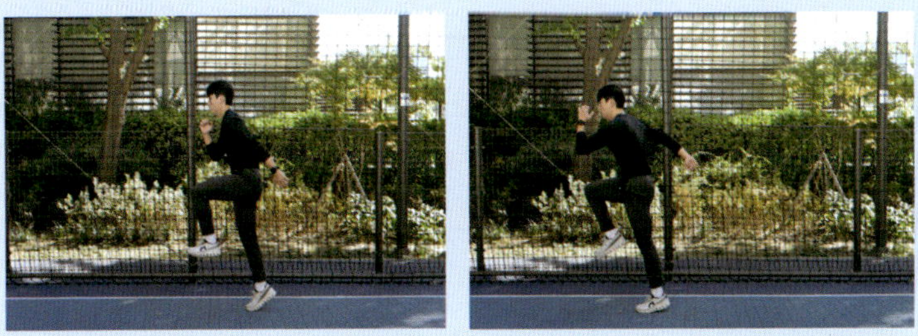

파워스킵 연속 점프 준비 자세 파워스킵 점프 종료 자세

그림 77 파워스킵 연속 점프

턱 점프 연속 뛰기는 턱 점프 동작을 연속으로 트레이닝하는 것으로, 점프의 방향은 정방 45도 방향으로 위와 앞 중간 방향으로 점프를 해야 한다. 턱 점프와 같이 지면에 접촉하는 시간은 짧게 공중

에 떠 있는 시간은 길게 점프해야 한다.

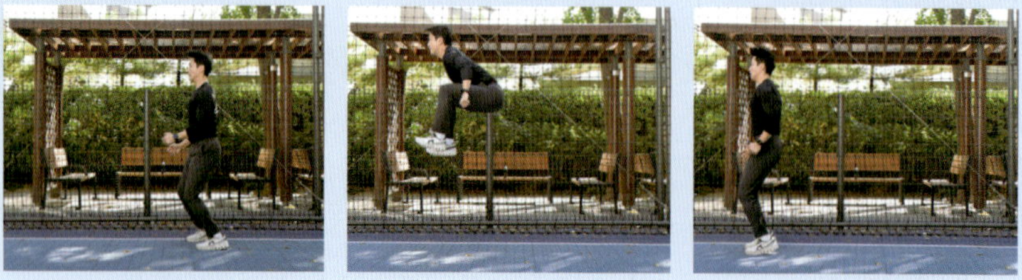

연속 턱 점프 준비 자세

연속 턱 점프 종료 자세

그림 78 턱 점프 연속

연속 롱 점프는 일반적으로 알고 있는 제자리 멀리뛰기를 연속으로 하는 것이다. 착지의 안정성까지 트레이닝하는 것이므로 올바르게 착지할 수 있는 거리를 연속적으로 뛰어야 한다. 멀리 뛰는 것만큼 안정적인 착지도 중요하다. 일정한 거리를 정해놓고 몇 번에 뛰는지 확인하면 트레이닝 시간이 경과하면서 점프 거리가 향상되는 것을 알기 쉽다.

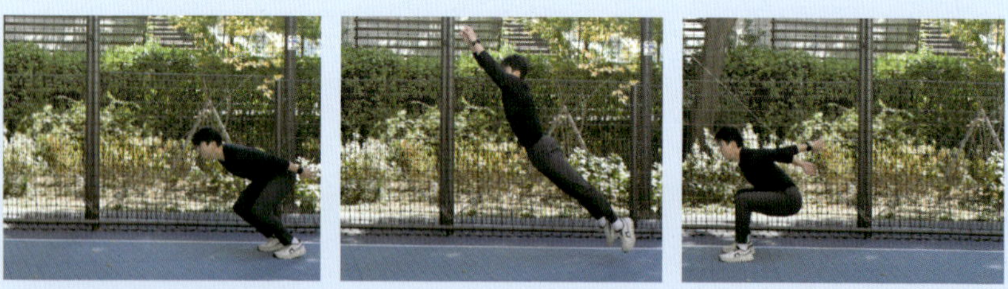

연속 롱 점프 준비 자세

연속 롱 점프 종료 자세

그림 79 연속 롱 점프

연속 바운스 점프는 오른발로 점프하여 왼발로 착지하는 점프를 말하며, 오른발로 지면을 차는 동작과 함께 왼발의 무릎은 가슴 쪽으로 최대한 들어올려 점프한다. 점프의 방향은 상방 45도 정도가 이상적이다. 멀리 뛰는 것만 신경쓰게 되면 점프의 방향성이 앞으로만 만들어지게 되는데 이렇게 되면 점프력이 향상되지 않는다. 안정적으로 착지할 수 있는 거리를 점프하는 것이 필요하며, 점프의 거리는 점진적으로 늘려가는 것이 트레이닝의 효과가 좋다. 일정한 거리를 정해놓고 몇 번에 뛰는지 확인하면 트레이닝 시간이 경과하면서 점프 거리가 향상되는 것을 알기 쉽다.

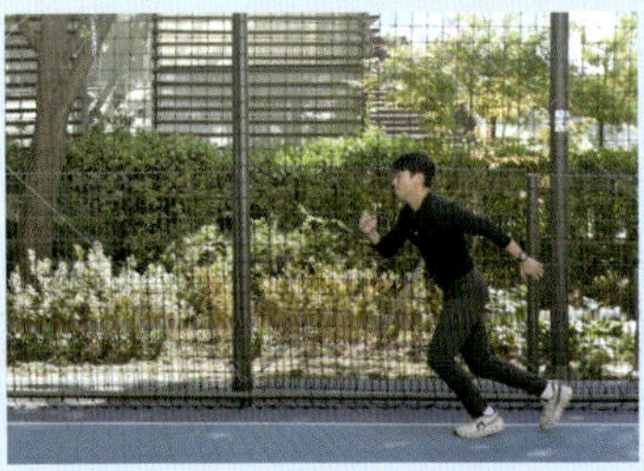

연속 바운스 점프 준비 자세

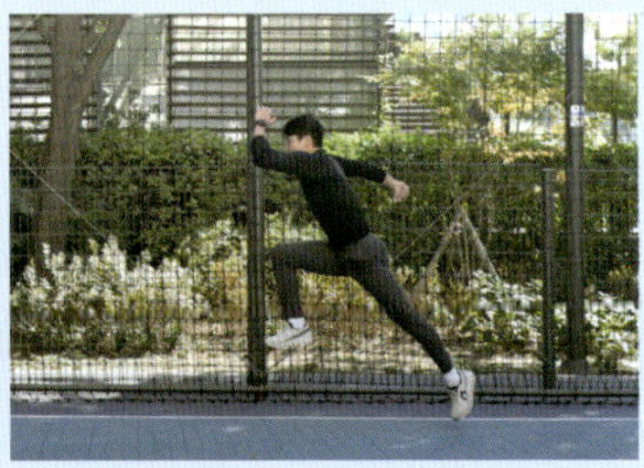

연속 바운스 점프 종료 자세

그림 80 연속 바운스 점프

한발 연속 점프는 왼쪽 발로 점프를 하여 왼쪽 발로 착지를 하는 트레이닝이다. 왼발로 점프를 하고 왼쪽 무릎을 가슴 쪽으로 들어올려 앞으로 나간 후 왼발로 착지를 한다. 점프의 높이와 거리는 안정적인 착지가 가능한 높이와 거리를 점프한 후 점진적으로 증가시키면서 트레이닝한다.

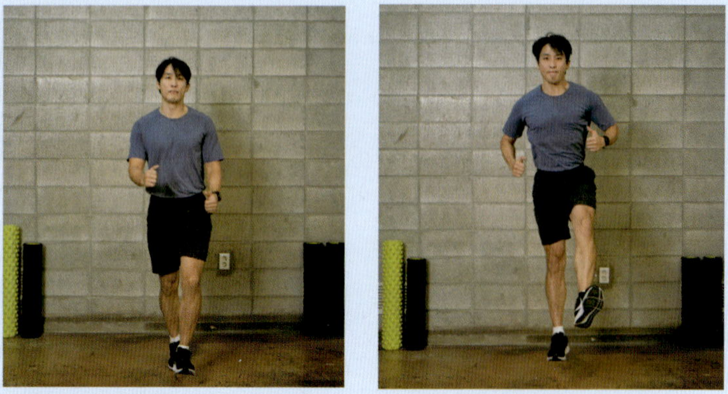

한발 연속 점프 준비 자세 / 한발 연속 점프 종료 자세

그림 81 한발 연속 점프

대각선 점프는 처음에는 선을 그리고 선수의 점프가 좋아지면 폼롤러 또는 물건을 아래 두고 오른쪽에서 왼쪽으로 왼쪽에서 오른쪽 대각선 방향으로 점프한다. 양발로 착지하며 점프할 때 양 무릎을 가슴 쪽으로 최대한 들어올려 주어야 한다. 대각선 점프이므로 조금 중심을 잃어버릴 수 있으나 항상 양발로 동시에 착지해야 한다.

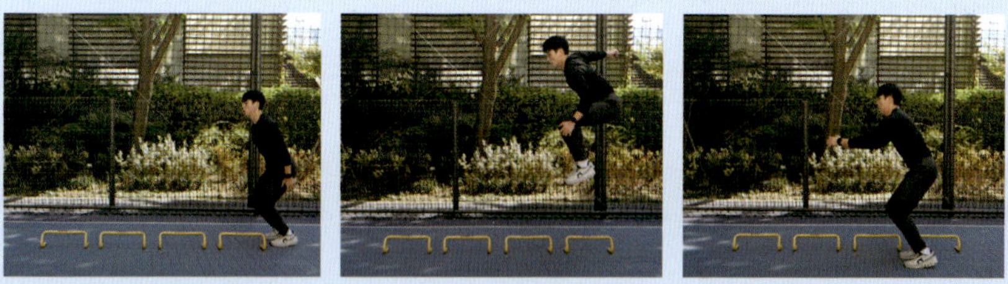

대각선 점프 준비 자세 / 대각선 점프 종료 자세

그림 82 대각선 점프

4. 착지 후 방향 전환을 위한 트레이닝

착지 후 방향 전환을 위한 트레이닝은 농구에서 리바운드 후 방향 전환, 배구에서 블러킹 후 리시브, 축구에서 헤딩 후 방향 전환, 테니스와 탁구 배드민턴의 리시브 동작, 야구에서는 수비수의 첫 번째 스텝 움직임 등에서 흔하게 나타나는 동작이다. 착지 후 방향 전환을 빠르게 하기 위해서는 착지 시 양발의 체중을 5:5로 전후의 무게 중심이 일정해야 네 방향으로 빠르게 방향 전환이 가능하다. 착지에서 중요한 것은 착지의 기본자세인 선수의 기본자세를 빠르게 만드는 것이다.

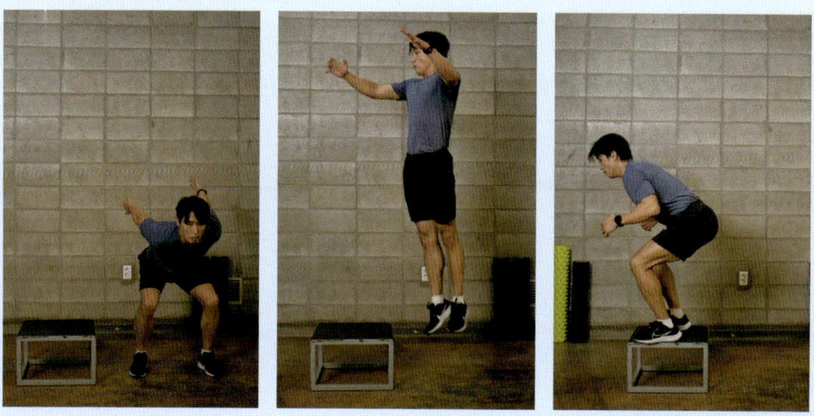

박스 회전 점프 준비 자세 / 박스 회전 점프 종료 자세

그림 83 스쿼트 회전 박스 점프

스텝박스 위에 한발로 서고 한쪽 발은 스텝박스 바깥쪽으로 두고 몸을 앞으로 기울이면서 양발로 착지를 한다. 그리고 가장 빠른 시간에 점프를 한 후 최대한 안정적으로 빠른 시간 안에 착지를 한다.

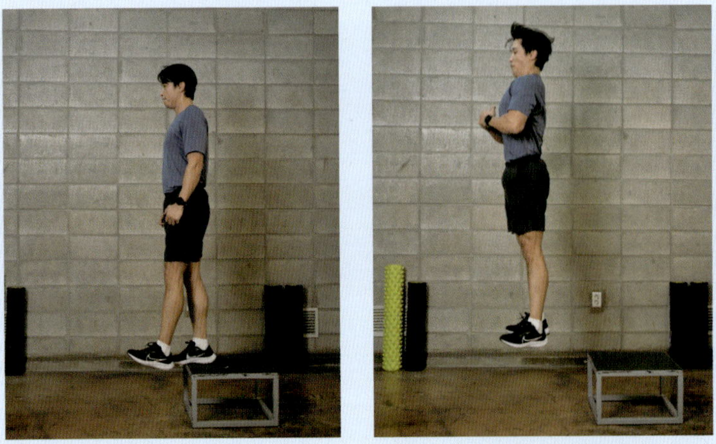

박스 착지 점프 준비 자세 　　박스 착지 점프 종료 자세

그림 84 박스 아래로 점프

스텝박스 위에 한발로 서고 한쪽 발은 스텝박스 바깥쪽으로 두고 트레이너의 수신호(방향 지정)를 확인하여 최대한 빠른 시간 안에 양발로 착지를 한다. 그리고 가장 빠른 동작으로 점프를 한 후 최대한 안정적으로 빠르게 착지를 한다.

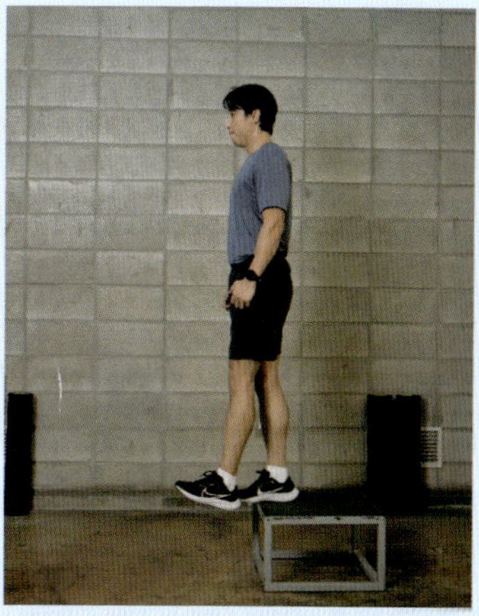

박스 착지 시각 확인 점프 준비 자세

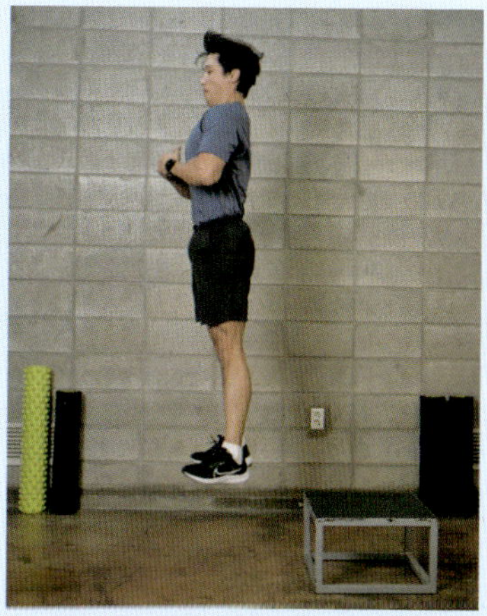

박스 착지 시각 확인 점프 종료 자세

그림 85 박스 아래로 착지 후 시각 반응

스텝박스 위에 한발로 서고 한쪽 발은 스텝박스 바깥쪽으로 두고 트레이너의 청각 신호(방향 지정)를 확인하여 최대한 빠른 시간 안에 양발로 착지를 한다. 그리고 가장 빠른 동작으로 점프를 한 후 최대한 안정적으로 빠르게 착지를 한다.

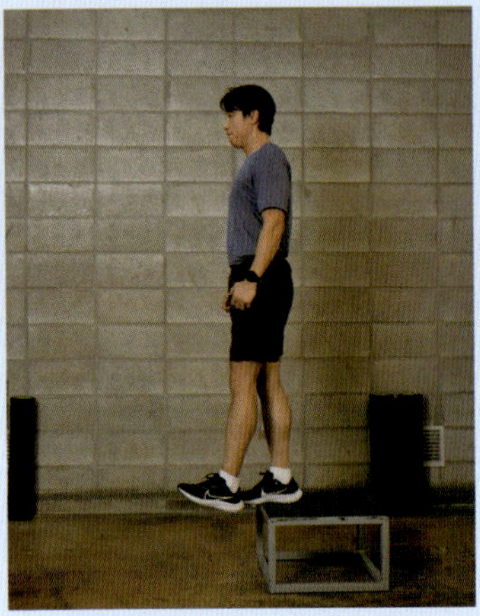

박스 착지 청각 확인 점프 준비 자세

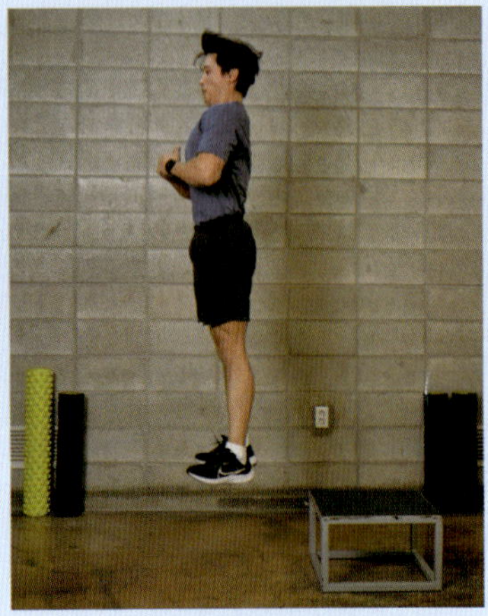

박스 착지 청각 확인 점프 종료 자세

그림 86 박스 아래로 착지 후 청각 반응

5장

플라이오메트릭 & 파워트레이닝

1. 점프 후 양발 착지(Double Landing Continue)
2. 스텝 후 양발 착지(Step Landing Continue)
3. 양발 점프 한발 착지(Hopping)
4. 한발 점프 한발 착지
5. 팔굽혀펴기 점프(Push Up Jump)
6. 메디신 볼 머리 뒤로 던지기(Medicine ball UP throw)
7. 메디신 볼 바닥에 던지기(Medicine ball Down throw)
8. 메디신 볼 옆으로 던지기(Medicine ball Side throw)
9. 플라이오메트릭 점진적인 프로그램

5장 플라이오메트릭 & 파워 트레이닝

플라이오메트릭 트레이닝의 3단계 구성요소에서 1단계는 빠른 근육의 신장(늘어남)의 단계이고, 2단계 짧은 휴식기는 신장성 수축을 종료시키고 단축성 수축으로 전환하는 단계이며, 3단계는 폭발적인 근육의 단축을 통해 점프 등 힘을 만들어 내는 단계이다.

Plyometric Progression
• 플라이오메트릭 트레이닝의 3단계 구성요소 1) 빠른 근육의 신장(Eccentric Phase) 2) 짧은 휴식기(Amortization–Landing) 3) 폭발적인 근육단축(Concentric Phase) • 플리이오메드릭의 운동 목표 – 신상성에서 단축성 변환하는 움직임을 빠르고 파워풀하게 움직인다.

표 23 플라이오메트릭 트레이닝의 3단계 구성요소(1)

[**표 23** 플라이오메트릭 트레이닝의 3단계 구성요소(1)]를 보면 점프를 하기 위해 착지를 할 때는 먼저 신장성(Eccentric)에서 짧은 휴식기(Amortization) 후 단축성 수축을 통해서 점프를 하게 된다. 이때 신장성 단계는 안전한 착지를 만들어 내는 단계이며, 짧은 휴식기에서는 신장성 수축에서 단축성 수축으로의 전환을 하는 단계이며, 단축성 수축은 점프의 높이를 결정하는 직접적인 단계다.

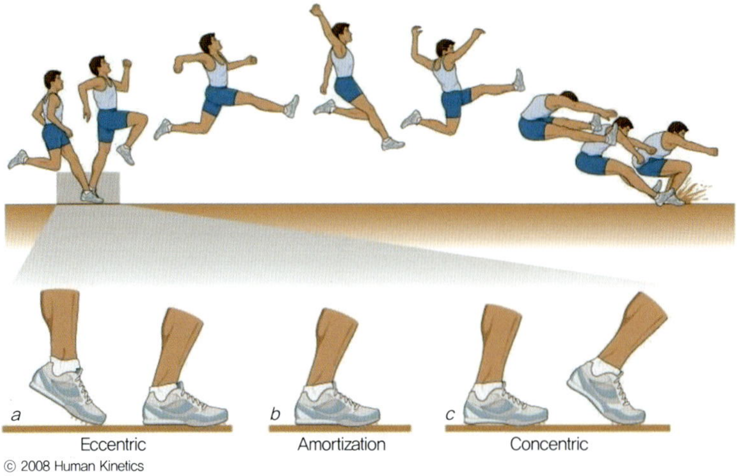

그림 87 플라이오메트릭 트레이닝의 3단계 구성요소(2)

수직 점프 중 신장성 및 짧은 휴식기에서는 3가지 근육(종아리, 대퇴사두근, 엉덩이)으로 안전한 착지를 한 후 3가지 근육을 사용해서 점프를 만들어 낸다.

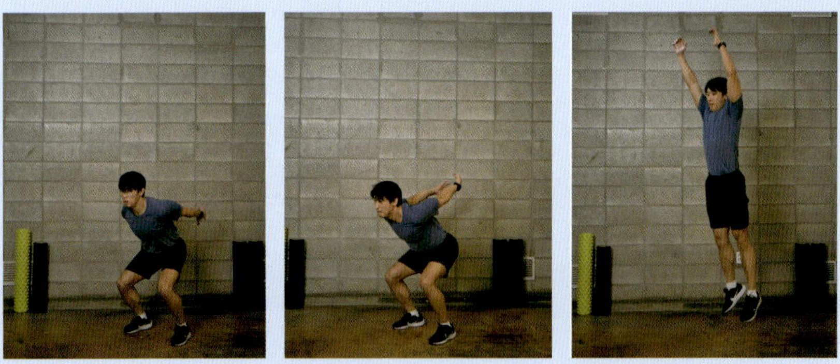

신장성 수축 구간 아모티제이션 구간 신장성 수축 구간

그림 88 플라이오메트릭 수직 점프 3요소

플라이오메트릭 트레이닝은 저항 운동을 통해 얻은 힘에 스피드를 결합하여 파워를 만드는 훈련이다. 이 트레이닝은 근육의 신장 후 단축을 수반하고 곧바로 근육의 단축을 만들어내는 운동이다. 플라이오메트릭 트레이닝은 속도, 파워, 민첩성, 조정력 등을 향상시켜 빠르게 방향을 전환하게 할 수 있고 높게 점프하게 할 수 있어서 야구, 축구, 농구, 배구, 골프 등 스포츠 경기력을 향상시키는 최고의 트레이닝 중 하나다. 너무 높은 수준의 트레이닝으로 자신의 능력에 맞지 않게 운동을 하거나, 동작이 부정확하면 부상의 위험이 따를 수 있어 주의가 필요하다. 일반적으로 강도 높은 플라이오메트릭 트레이닝을 안전하게 하기 위해서는 스쿼트(하체)는 자신의 몸무게 1.5배를 들어야 하며, 벤치프레스(상체)는 자신의 몸무게 정도를 들 수 있어야 한다. 하지만 어린 유소년 선수나 초심자도 안전하게 할 수 있는 쉽고 간단한 동작을 선택하면 된다.

아래 나열된 트레이닝은 가장 기초적인 동작으로 구성을 하였기 때문에 유소년 또는 초심자들에게 적용할 수 있는 기본적인 플라이오메트릭이다. 트레이닝을 할 때 정확한 동작을 유지할 수 있어야 하며, 점프의 속도가 늦어지게 되면 반복 트레이닝을 멈추어야 한다.

플라이오메트릭은 스피드를 만드는 운동이므로 느려진 상태에서의 트레이닝은 파워 향상에 도움이 되지 않는다.

단계 (Phase)	움직임 (Action)	생리학적 이벤트 (Physiological Event)
신장성 단계 Eccentric Phase (loading)	주동근 근육의 이완	탄성 에너지를 근육 신장 동작에서 저장. 근방추가 자극
전환기 **(신장▶단축)** Amortization	신장성 단계에서 단축성 단계로의 전환기	유형 Ia 구심성 신경은 알파 운동 뉴런과 시냅스 주동근에 알파 운동 신경에 자극을 줌
단축성 단계 Concentric (Unloading)	주동근 근육의 단축	근육 탄성 성분에서 탄성 에너지가 방출. 알파 운동 뉴런은 주동근 그룹을 자극

표 24 Stretch-Shortening Cycle(SSC) 근육의 움직임

1. 점프 후 양발 착지(Double Landing Continue)

양발을 어깨너비로 벌리고 1/4 정도의 스쿼트로 준비 동작을 한 후 양손을 최대한 높게 들어올리며 점프를 하고 최대한 빠른 시간에 몸을 안정화시키면서 양발로 정지 동작을 만들어 착지를 한다.

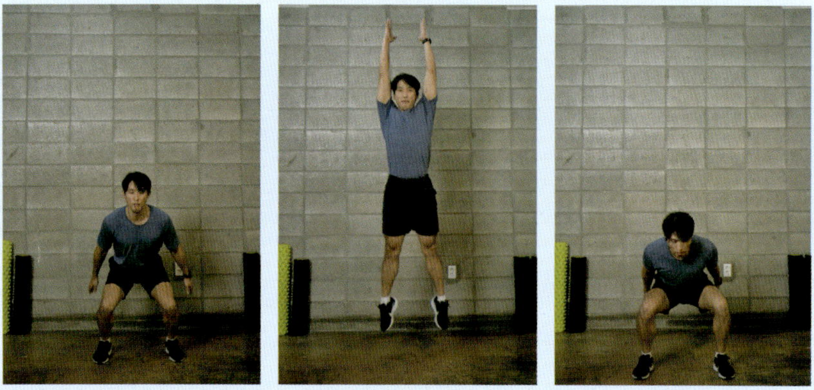

점프 후 양발 착지 준비 자세

점프 후 양발 착지 종료 자세

그림 89 점프 후 양발 착지

2. 스텝 후 양발 착지(Step Landing Continue)

양발을 어깨너비로 벌리고, 양발을 빠르게 스텝을 한 후 1/4 정도의 스쿼트로 준비 동작을 하고 난 후 양손을 최대한 높게 들어올리며 점프를 하고 최대한 빠른 시간에 몸을 안정화시키면서 양발로 정지 동작을 만들어 착지를 한다.

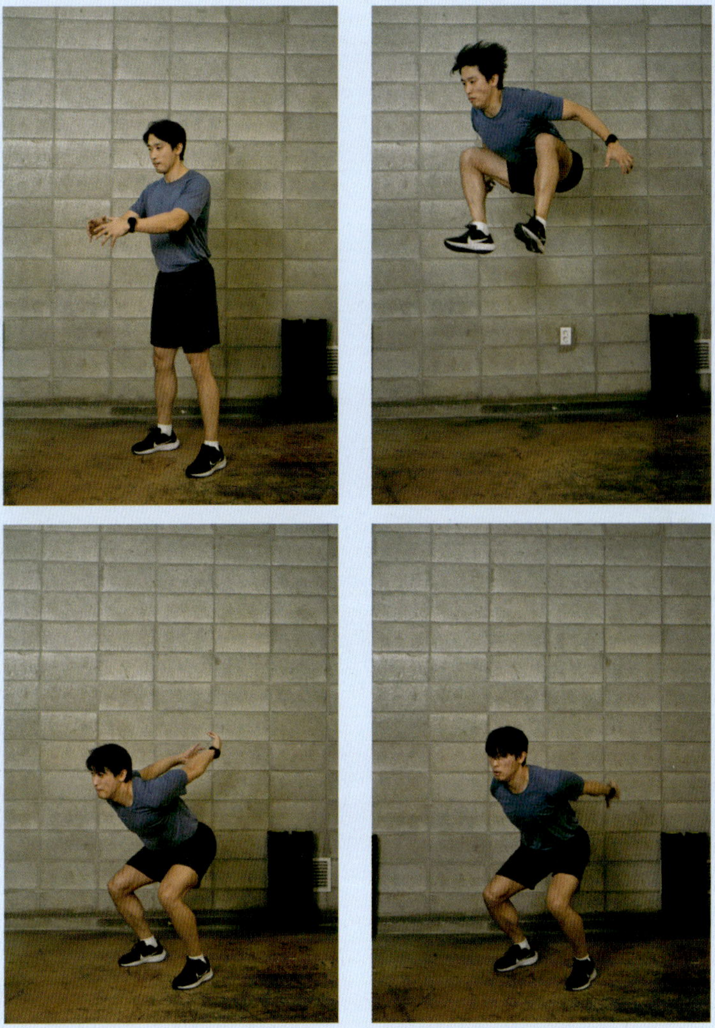

스텝 후 양발 착지 준비 자세 　 스텝 후 양발 착지 종료 자세

그림 90 스텝 후 양발 착지

3. 양발 점프 한발 착지(Hopping)

양발을 어깨너비로 벌리고 1/4 정도의 스쿼트로 준비 동작을 한 후에 양손을 최대한 높게 들어올리며 점프를 하고 최대한 빠른 시간에 몸을 안정화시키면서 한발로 정지 동작을 만들어 착지를 한다.

* 착지하는 발의 발등–무릎–고관절의 전면부–같은 쪽 어깨가 직선을 유지해야 한다.

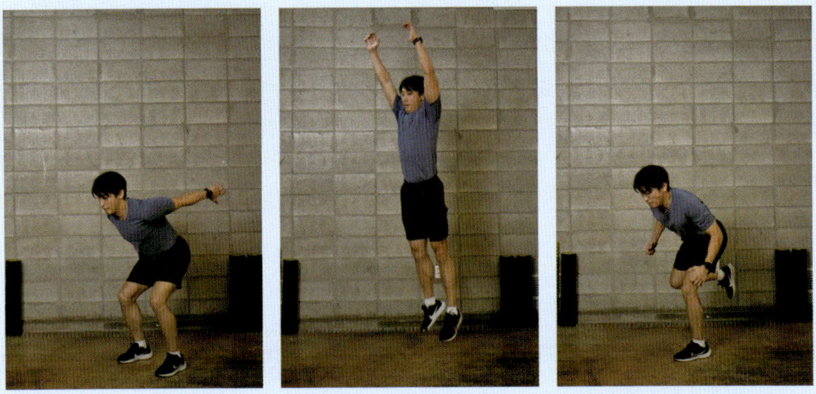

양발 점프 후 한발 착지 준비 자세

양발 점프 후 한발 착지 종료 자세

그림 91 양발 점프 한발 착지

4. 한발 점프 한발 착지

한발로 스쿼트 자세를 준비한 후 최대한 높게 점프를 한 후 같은 발로 착지를 한다. 만약 착지 시 균형이 잡히지 않을 경우에는 한발로 움직이면서 중심을 잡아야 한다. 들고 있는 발이 지면에 닿으면 안 된다.

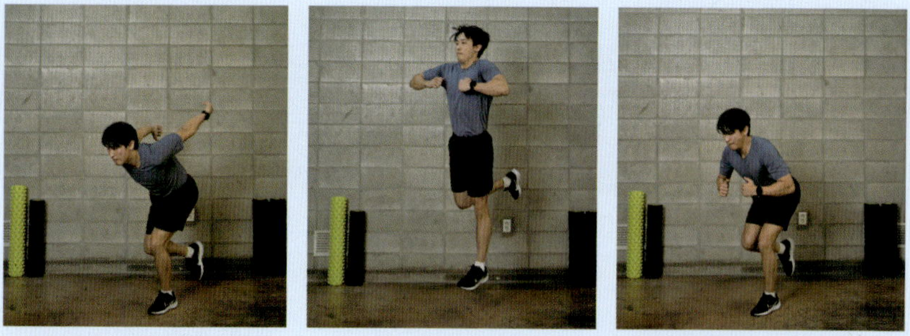

한발 점프 후 한발 착지 준비 자세

한발 점프 후 한발 착지 종료 자세

그림 92 한발 점프 한발 착지

5. 팔굽혀펴기 점프(Push Up Jump)

팔굽혀펴기 자세에서 지면으로 살짝 내려간 후 지면을 강하게 밀어내면서 최대한 높게 몸을 점프하며 양손을 동시에 착지시킨다.

* 손목의 불편함을 줄이기 위해서 5개의 손가락을 최대한 넓게 펴서 운동한다.

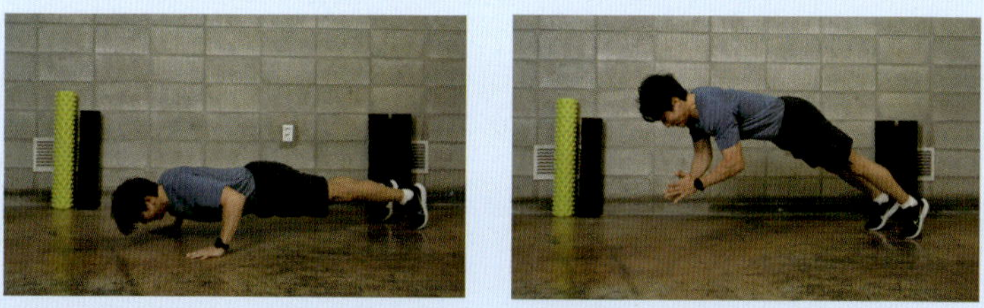

팔굽혀펴기 점프 준비 자세

팔굽혀펴기 점프 종료 자세

그림 93 푸시업 점프

6. 메디신 볼 머리 뒤로 던지기(Medicine ball UP throw)

던지고자 하는 지점을 뒤에 두고 양발은 골반 넓이로 벌리고 양손에 메디신 볼을 잡고 머리 뒤쪽으로 최대한 멀리 강하게 던진다. 코어에 강하게 힘을 주지 않을 경우 허리가 불편해질 수 있으니 메디신 볼을 던질 때 코어 수축을 강하게 한다.

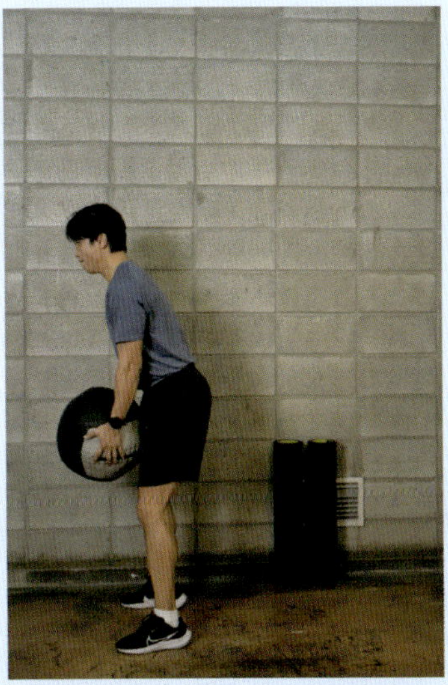

메디신 볼 머리 뒤로 던지기 준비 자세

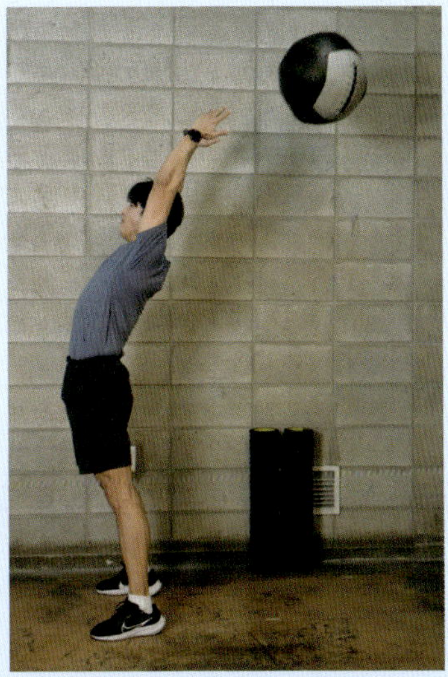

메디신 볼 머리 뒤로 던지기 종료 자세

그림 94 메디신 볼 머리 뒤로 던지기

7. 메디신 볼 바닥에 던지기(Medicine ball Down throw)

양발을 어깨너비로 벌리고 양손에 메디신 볼을 잡은 후 메디신 볼을 머리 위쪽으로 올린 다음 강하게 지면을 향해 던진다. 코어에 강하게 힘을 주면서 던져야 한다.

* 마지막 동작에서 몸통이 구부러지지 않게 곧게 펴야 한다.

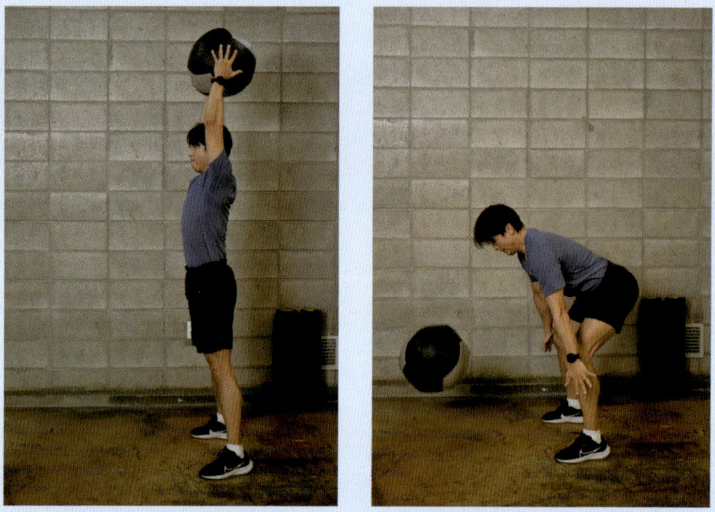

메디신 볼 바닥으로 던지기 준비 자세(발바닥 고정된 자세)

메디신 볼 바닥으로 던지기 종료 자세

그림 95 메디신 볼 바닥에 던지기

양발을 어깨너비로 벌리고 양손에 메디신 볼을 잡은 후 메디신 볼을 머리 위쪽으로 올린 다음 양발을 가볍게 점프하여 강하게 지면을 향해 던진다. 코어에 수축력을 동시에 만들면서 던져야 한다.

* 마지막 동작에서 몸통이 구부러지지 않게 곧게 펴야 한다.

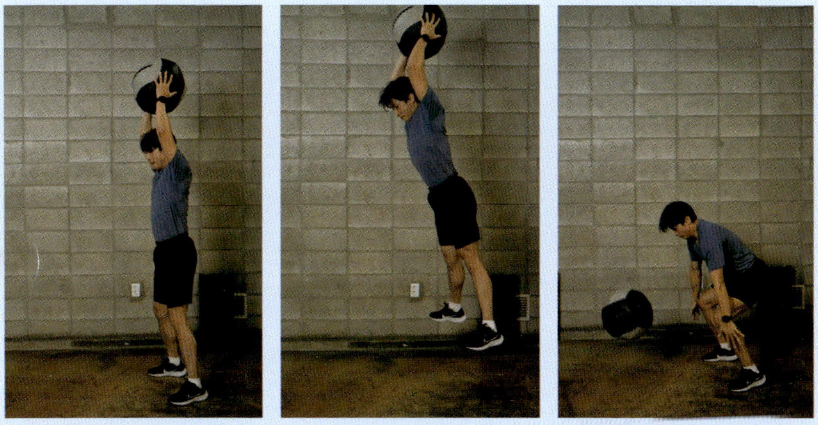

메디신 볼 바닥으로 던지기 준비 자세 (발바닥 점프하는 동작)

메디신 볼 바닥으로 던지기 종료 자세

그림 96 점프하며 메디신 볼 바닥에 던지기

8. 메디신 볼 옆으로 던지기(Medicine ball Side throw)

벽을 측면으로 두고 양발을 어깨너비의 1.5배로 벌리고 양손으로 메디신 볼을 잡아 오른쪽 골반 쪽으로 메디신 볼을 움직여 몸통을 회전한 후 벽을 향해 회전하면서 벽으로 메디신 볼을 던진다. 메디신 볼을 던질 때 손가락으로 던지는 것이 아니고 손바닥으로 밀어서 던진다는 생각으로 밀어 던진다.

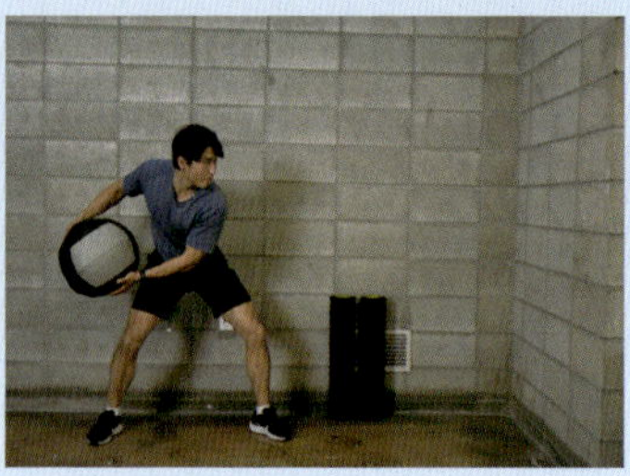

메디신 볼 옆으로 던지기 준비 자세

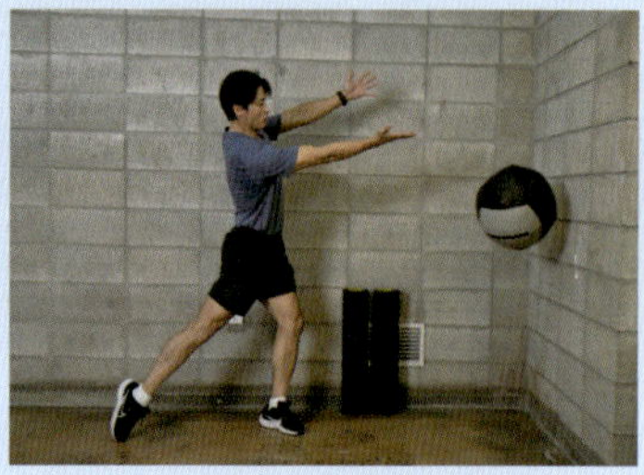

메디신 볼 옆으로 던지기 종료 자세

그림 97 메디신 볼 옆으로 던지기

9. 플라이오메트릭 점진적인 프로그램

트레이닝의 효과가 경기력으로 빠르게 접목되는 플라이오메트릭은 좋은 효과가 있는 반면에 부상의 위험도 높기 때문에 안전하게 트레이닝시키기 위해서는 점진적인 트레이닝 프로그램을 적용해야 한다. 아래의 전제조건을 무조건 지켜야 하는 것은 아니지만 참고자료로 사용하여 부상을 예방해야 한다.

플라이오메트릭 움직임	평가항목
고강도 하체 트레이닝	• 자신 몸무게의 1.5배의 스쿼트(NSCA 가이드) • 자신의 체중의 60%로 5초 만에 스쿼트 5회(권장)
고강도 상체 트레이닝	• 벤치프레스 1 RM은 체중이 많이 나가는 선수(100kg 이상) : 체중이 적게 나가는 선수(100kg 이하) 체중의 1.5배 • 엎드려 푸시업 점프 박수치기 5회

표 25 고강도 플라이오메트릭 훈련을 위한 전제조건

플라이오메트릭 트레이닝의 진행 순서 중에서 신장성 힘의 흡수는 안정적인 착지를 위해 올바른 착지를 익히는 단계이다. 플라이오메트릭-근력은 단축성 힘을 향상시켜 점프를 더 높게 할 수 있게 만드는 단계이다. 플라이오메트릭-탄성은 신장성 수축력을 만들어 점프를 더 높게 할 수 있게 만드는 단계다. 플라이오메트릭(정석)은 무릎을 완전하게 펴고 점프하는 포고 점프와 높게 뛰는 점프 그리고 반복점프로 플라이오메트릭을 완성하는 단계다.

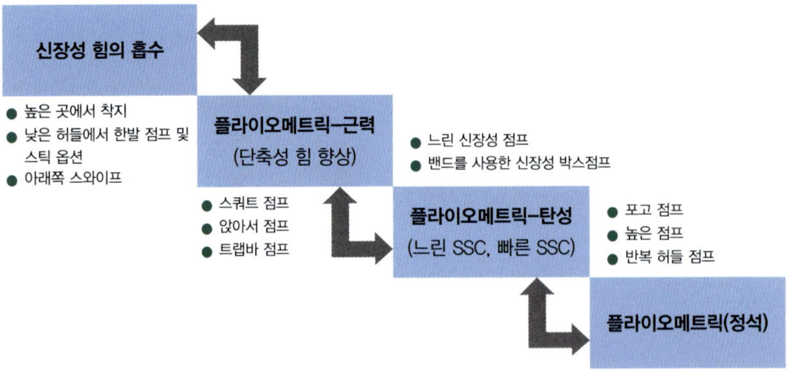

그림 98 플라이오메트릭 카테고리

단계별 플라이오메트릭 트레이닝 방법은 초심자는 평지에서 점프를 하고 다음에는 한발로 직선 점프를 한 후 중급 정도의 수준이 되면 다중 직선 점프를 한다. 그러고 나서 다중 방향 점프를 하고 한발 점프와 바운스 점프를 한 후 최고 난이도는 높고 깊은 점프를 하는 것으로 플라이오메트릭 트레이닝 강도를 향상시킨다.

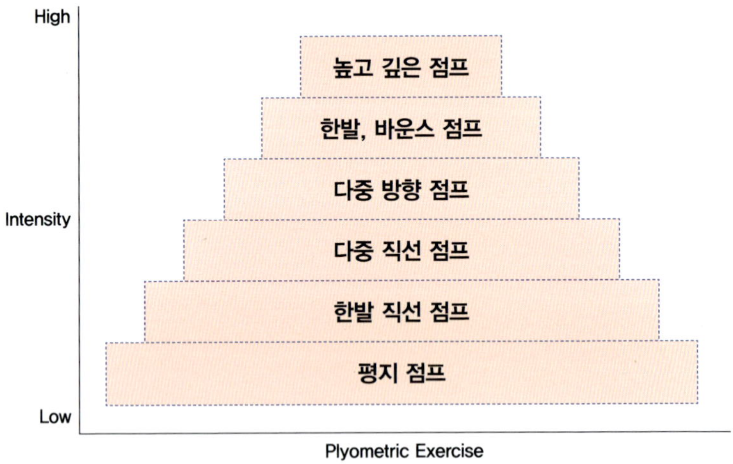

그림 99 플라이오메트릭 전통적인 테크닉

6장

가속과 최대 속도를 위한 퍼포먼스 트레이닝

1. 단거리 달리기를 위한 트레이닝
2. 가속 스피드 향상을 위한 드레이닝
3. 최대 스피드 향상을 위한 트레이닝
4. 스피드 트레이닝 프로그램 구성

6장 가속과 최대 속도를 위한 퍼포먼스 트레이닝

달리기는 인체의 전체 관절과 근육을 사용하는 동작으로 특정한 관절이나 근육 혹은 연부조직에 문제가 있다면 좋은 동작의 달리기와 파워풀한 달리기는 불가능하다. 스피드 있는 달리기를 위해서는 기본적으로 모든 관절의 움직임을 효율적으로 통제할 수 있는 기본적인 체력을 갖춘 후 올바른 달리기 동작을 익히는 것이 필요하다. 발목과 고관절은 부드러우면서 강한 근력을 가지고 있어야 하며, 코어는 강력한 안정성을 가지고 있어야 한다. 그리고 흉추와 어깨 관절은 부드러움을 가지고 있어야 좋은 동작의 달리기를 만들어 낼 수 있다.

스피드 있는 단거리 달리기를 위해서는 그에 알맞은 기술을 필요로 한다. 스피드 있는 달리기는 최고 속도를 만들어 내는 것이 주요한 과제인데, 이를 위해서는 네 가지의 단계를 구성하여 트레이닝하는 것이 좋다. 첫 번째로 체력을 향상시켜야 하며, 두 번째는 가속을 위한 트레이닝, 세 번째는 최대 스피드 향상 트레이닝을 하고, 네 번째로는 트레이닝 프로그램 계획을 잘 구성해야 한다.

1. 단거리 달리기를 위한 트레이닝

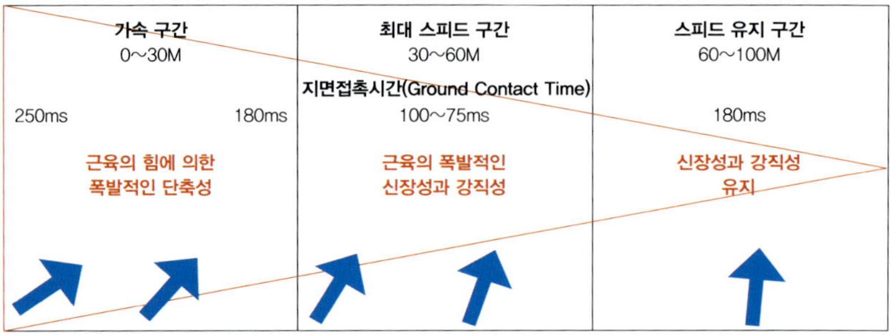

표 26 100M 스프린트 중 지면 접촉시간과 근육의 사용형태

단거리 달리기를 위한 체력 향상 트레이닝으로는 1장에 소개된 저항 트레이닝을 꾸준히 실시하는 것이 효과적이다. 기초체력을 향상시키는 트레이닝은 대다수의 스포츠에서 필요한 체력 트레이닝과 다르지 않게 적용된다. 코어 안정성과 상하체 근력 향상 트레이닝을 기본적으로 진행하면 된다. 기초체력 향상을 기반으로 단거리 달리기를 위한 직접적인 체력향상을 위한 트레이닝은 **표 26**에 설명된 것을 기반으로 가속, 최대 속도, 속도 유지보수로 나누어 목표를 갖고 실시한다. 100미터 스프린트의 경우 0~30m 가속 단계, 최대 속도 단계에 대한 30~60m 보조 가속 단계, 그리고 60~100m 속도 유지 보수 단계로 나누어진다.

2. 가속 스피드 향상을 위한 트레이닝

대체로 스포츠 선수에게는 탁월하고 빠른 가속이 중요하다. 만약 가속 스피드를 높이는 것이 중요하다면 일주일에 며칠씩 스피드 트레이닝을 적용해야 한다. 아래에서 설명되는 스피트 트레이닝은 폭발력을 제공하는 빠른 수축형태의 근섬유를 만드는 데 도움이 될 것이다.

스피드 트레이닝에서 상지에 주로 적용되는 앉아서 팔 흔들기 트레이닝은 양발을 모으고 무릎을 펴서 앉은 후 양팔의 팔꿈치는 90도로 구부린 채로 어깨를 최대한 크고 빠르게 움직인다. 이때 팔을 앞쪽으로 들어올리는 동작보다는 팔꿈치를 뒤쪽으로 크게 보내는 동작을 해야 트레이닝의 완성도가 높아진다.

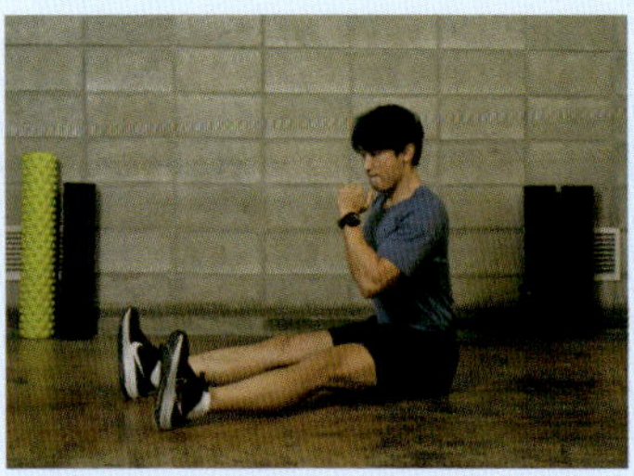
앉아서 팔 흔들기 준비 자세

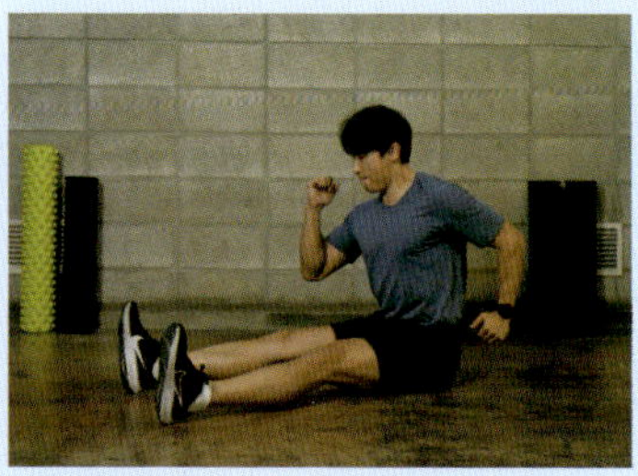
앉아서 팔 흔들기 종료 자세

그림 100 앉아서 팔 흔들기

스피드 트레이닝에서 하지에 주로 적용되는 한발 연속 점프 트레이닝은 한발로 지면에 서서 무릎을 구부리지 않고 발목을 이용하여 종아리의 힘으로 점프를 하고 착지를 하는 동작을 반복하는 운동이다. 발목과 종아리의 파워가 강해지면서 추진력을 향상시킬 수 있다.

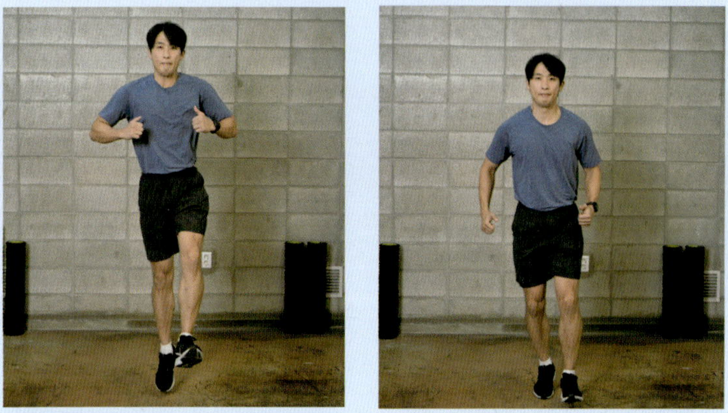

한쪽 발목 활성화를 위한 점프 준비 자세

한쪽 발목 활성화를 위한 점프 종료 자세

그림 101 한발 연속 점프로 발목 활성화

한발 브릿지 트레이닝은 바로 누운 자세에서 무릎을 90도 구부리고 한쪽 발을 수직으로 들어 올린 후 발바닥을 평행하게 만든다. 복부와 지면에 있는 다리 쪽 엉덩이에 힘을 주어 위쪽으로 들어 몸통이 일직선이 되도록 한다.

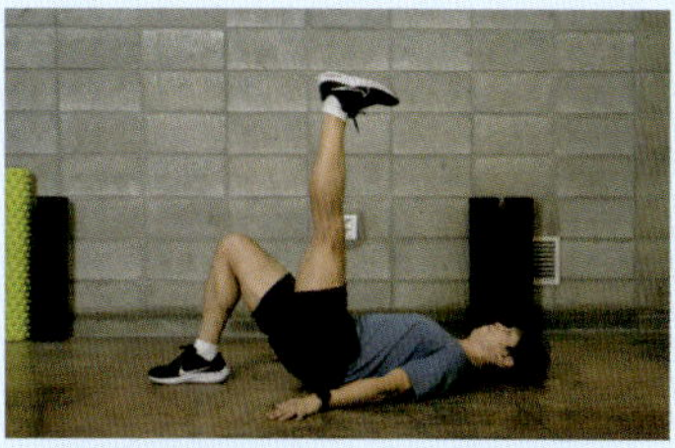

고관절 활성화를 위한 한발 브릿지 준비 자세

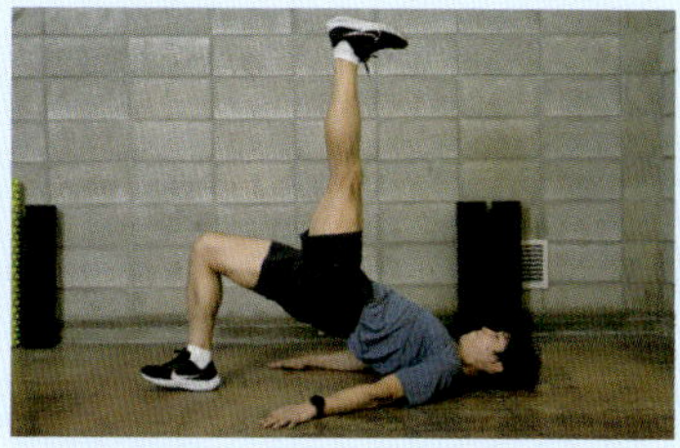

고관절 활성화를 위한 한발 브릿지 종료 자세

그림 102 한발 브릿지

벽에서 세 개의 관절(발목, 무릎, 고관절) 신전 트레이닝은 벽면 드릴을 사용하면 무릎을 높게 움직일 수 있다. 이 훈련은 수행하기 쉽고 장비(벽 제외)가 필요하지 않다. 팔이 바닥에 똑바로 평행이 되도록 손을 벽에 대고 벽을 밀어낸다. 몸은 머리에서 발목까지 일직신이 되어야 하며 각도는 약 45도이다.

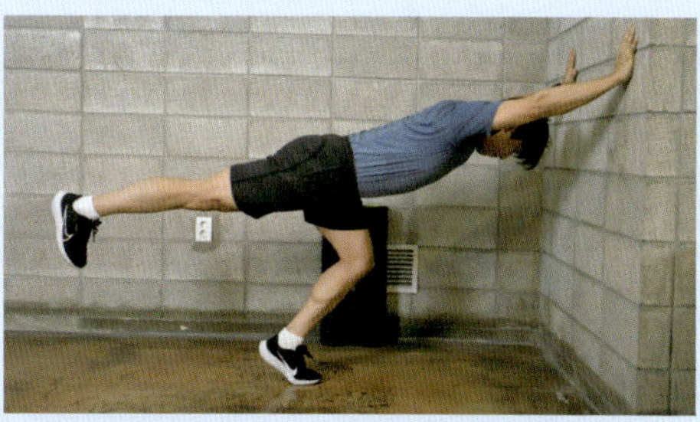

벽에서 세 개의 관절(발목, 무릎, 고관절) 신전 준비 자세

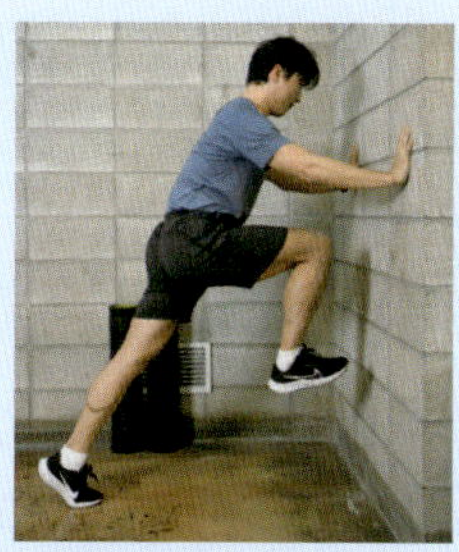

벽에서 세 개의 관절(발목, 무릎, 고관절) 신전 종료 자세

그림 103 벽에 기대어 세 개의 관절 신전

몬스터 밴드 저항 달리기 트레이닝은 트레이너가 뒤쪽에서 선수의 하복부에 몬스터 밴드를 두르고 뒤쪽에서 잡고 있는다. 선수는 발목, 무릎, 고관절을 이용하여 앞쪽으로 천천히 전진한다. 이때 트레이너도 선수의 저항 힘에 맞춰 같이 앞쪽으로 진행한다. 선수의 몸은 항상 직선을 유지하고 있어야 한다.

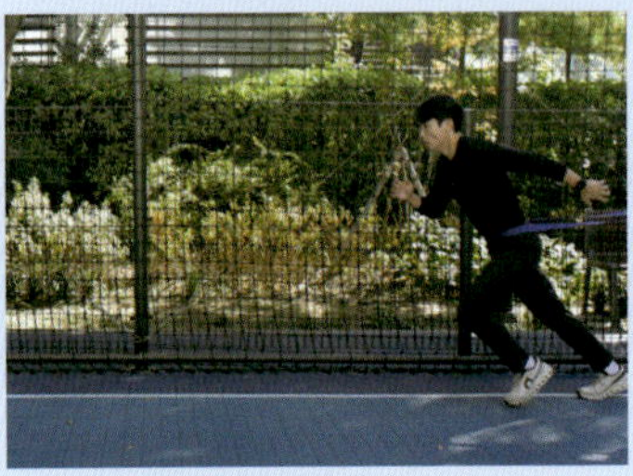

몬스터 밴드 저항 달리기 준비 자세

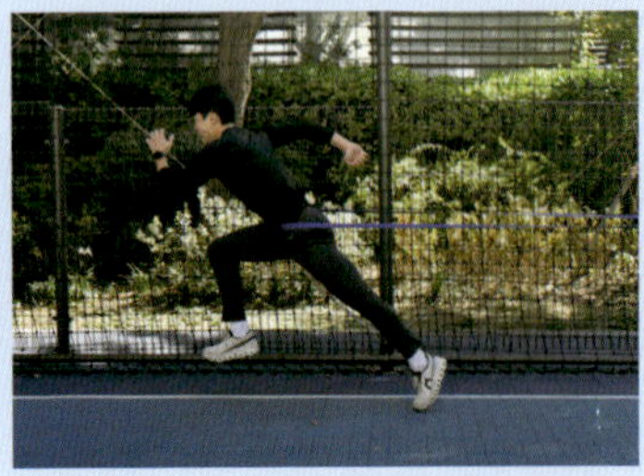

몬스터 밴드 저항 달리기 종료 자세

그림 104 몬스터 밴드 저항 달리기

썰매 밀며 달리기 트레이닝은 적당량의 무게를 썰매에 올리고 선수는 몸을 직선으로 유지한 채로 기울여 썰매에 기댄다. 무릎을 들어올리고 내리면서 지면을 발의 앞부분으로 밀어 썰매에 힘을 준다. 이때 보폭이 넓어지면 몸의 수직선이 유지되지 않기 때문에 잔발로 전진하는 느낌으로 발을 움직여야 한다.

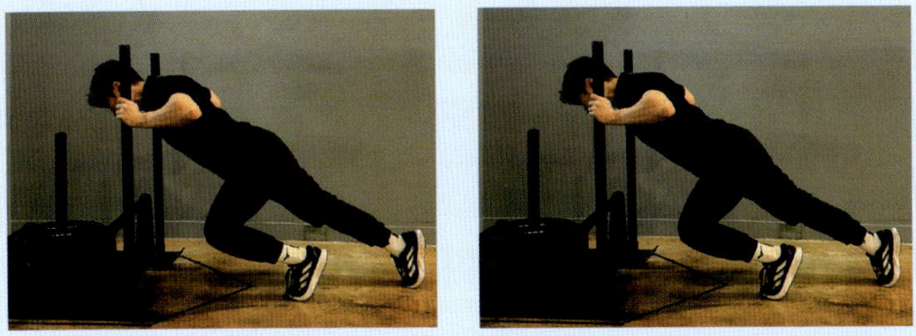

썰매 밀며 달리기 준비 자세 | 썰매 밀며 달리기 종료 자세

그림 105 썰매 밀며 달리기

언덕 달리기 트레이닝에 효과적인 경사는 5~10도 사이에서 운동을 하는 것이다. 너무 경사가 높으면 오히려 달리는 속도가 감소하는 결과를 가져온다. 그러므로 적당한 경사를 선택하여 스피드를 향상시켜야 한다.

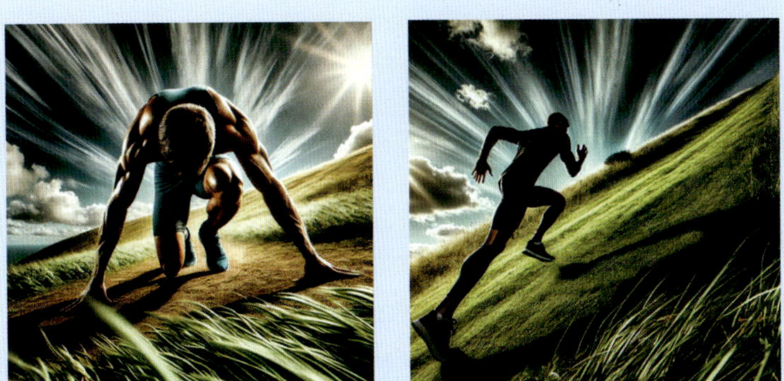

언덕 달리기 준비 자세 | 언덕 달리기 종료 자세

그림 106 언덕 달리기

최대한 빨리 질주한 다음, 휴식 시간으로 걸어서 언덕을 천천히 내려간다. 이 훈련을 할 수 있는 횟수만큼 수행하고 계속 걸어서 휴식을 취한다. 언덕이 길고 가파를수록이 훈련은 더욱 어려워진다.

3. 최대 스피드 향상을 위한 트레이닝

머리가 척추와 일치하고 어깨, 목, 턱 근육이 이완되었는지 확인하라. 중립 자세를 유지하면 신체를 가장 효율적으로 사용하는 동시에 신체에 가해지는 스트레스를 예방할 수 있다. 다리의 힘은 곧 스프린트의 힘이 된다. 발가락으로 밀고 무릎이 바닥과 수평 위치에 도달할 때까지 신전하여 첫 번째 걸음을 내딛는다. 양측 고관절 사이의 각도는 90도 이상이어야 하고 허벅지는 지면과 평행이 되어야 한다. 보폭이 최고일 때, 앞다리의 무릎이 엉덩이 위의 수평 위치에 도달하면 지지 다리의 관절(발목, 무릎 및 엉덩이)이 모두 완전히 신전되어야 한다. 발뒤꿈치가 지면에서 약간 떨어진 상태에서 지지 다리의 발의 볼에 선다. 팔을 65도 각도로 구부리고 손목은 똑바로 되어야 한다. 보폭이 최고일 때 손이 코

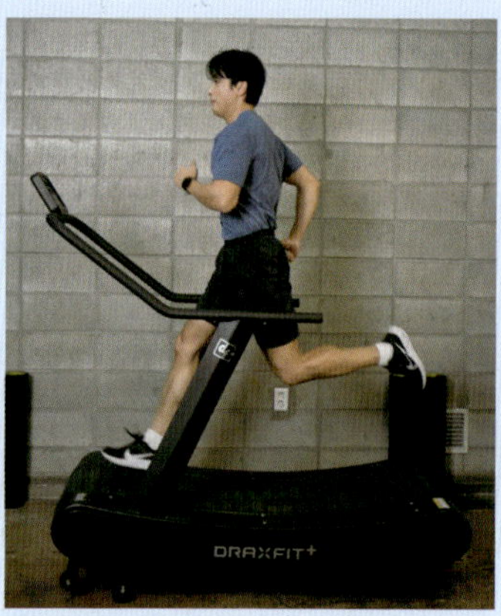

- 몸통은 수직선을 유지
- 대칭적인 팔의 움직임 각도
- 높은 무릎의 회복
- 중립 발목 각도 유지

그림 107 최대 스피드의 관절 움직임

높이에 접근해야 한다. 팔이 뒤로 움직일 때 손이 엉덩이를 통과해야 한다. 팔의 레버를 높이려면 손가락을 편다. 손을 주먹에 넣거나 최대한 빨리 움직이지 않는다. 팔이 흔들릴 수 있다.

- 모든 팔의 움직임은 어깨 관절에서 앞으로 나아가야 한다. 어깨를 편안하게 유지하고 팔을 부드럽게 돌린다.
- 팔 움직임의 힘과 주파수는 보폭에 직접적인 영향을 미친다.

측면 월 드릴 트레이닝은 한 손은 벽에 가볍게 기대고 몸통은 수직으로 세워서 벽 가까운 쪽 무릎을 들어올린 후 내리면서 지면을 강하게 발의 앞쪽으로 접촉한다. 지면을 접촉한 다음에 발이 몸 뒤쪽으로 회전하여 다시 처음의 자세로 돌아온다.

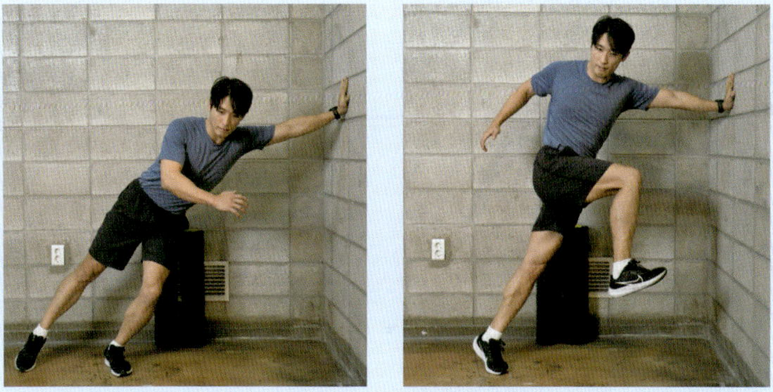

측면 월 드릴

측면 월 드릴

그림 108 측면 월 드릴

한쪽 무릎 들어올리기 트레이닝은 지면에 한발로 지지를 한 상태에서 무릎을 들어올린 후 내리면서 발의 앞쪽으로 강하게 지면을 접촉한다. 그리고 다리를 뒤쪽으로 회전하여 처음의 자리로 돌아온다.

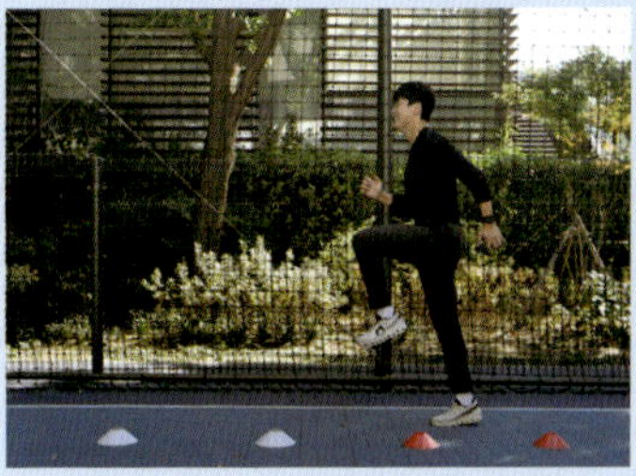

한쪽 무릎 들어올리기 드릴

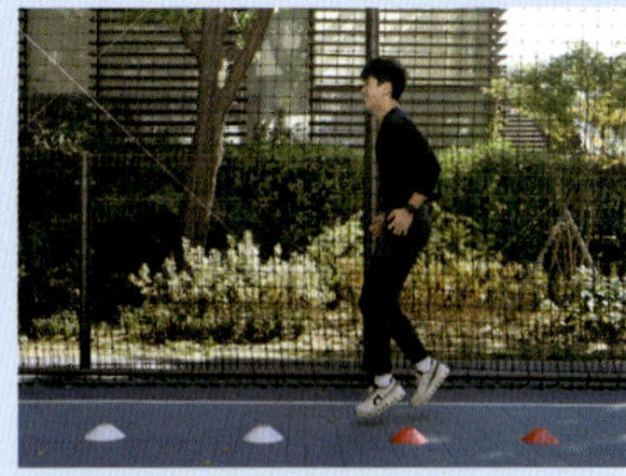

한쪽 무릎 들어올리기 드릴

그림 109 한발 수직 컨택 드릴

A Skip 드릴 트레이닝은 걸어가면서 한쪽 다리씩 무릎을 들어올린다. 지면에 지지하고 있는 발의 뒤꿈치는 들고 있어야 하며 무릎은 완전하게 펴야 한다. 걸으면서 스킵하는 동작이 잘 되면 달리면서 스킵하는 동작으로 천천히 전환한다.

* 선수의 몸은 항상 수직 자세를 유지해야 한다.

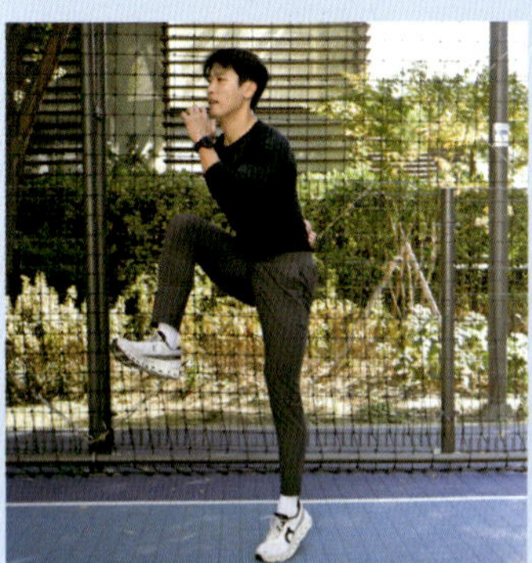

A Skip 드릴

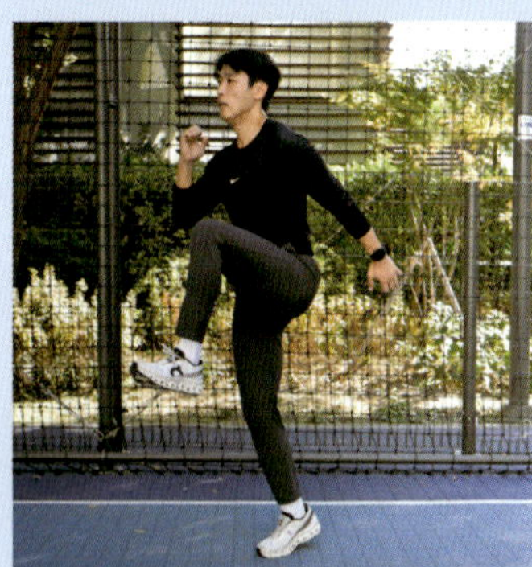

A Skip 드릴

그림 110 A Skip 드릴

무릎을 들고 제자리 달리기 드릴 트레이닝은 제자리에서 다리를 교차하면서 무릎을 들어올리며 들어올리는 다리보다는 지면에 닿는 다리에 집중하는 것이 중요하다. 달리는 스피드는 지면을 얼마나 강하게 접촉하는지가 중요하기 때문이다. 발목, 무릎, 고관절이 완전하게 신전되는지를 확인하는 것이 중요하다.

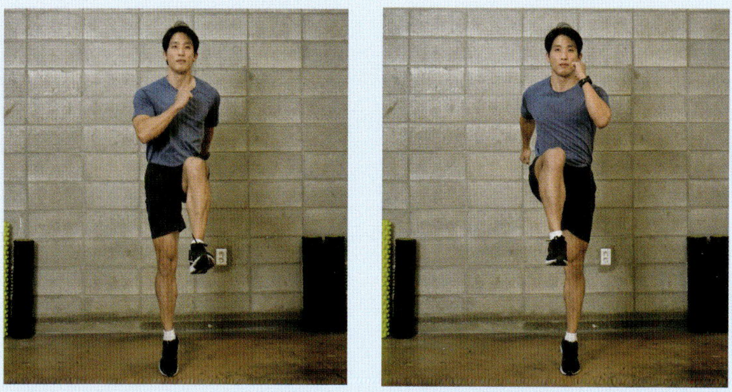

무릎 들고 제자리 달리기 드릴 무릎 들고 제자리 달리기 드릴

그림 111 High Knee

밴드 저항을 이용한 제자리 달리기 트레이닝은 복부에 몬스터 밴드의 저항을 주고 제자리에서 다리를 교차하면서 무릎을 들어올리며 들어올리는 다리보다는 지면에 닿는 다리에 집중하는 것이 중요하다. 달리는 스피드는 지면을 얼마나 강하게 접촉하는지가 중요하기 때문이다. 발목, 무릎, 고관절이 완전하게 신전되는지를 확인하는 것이 중요하다.

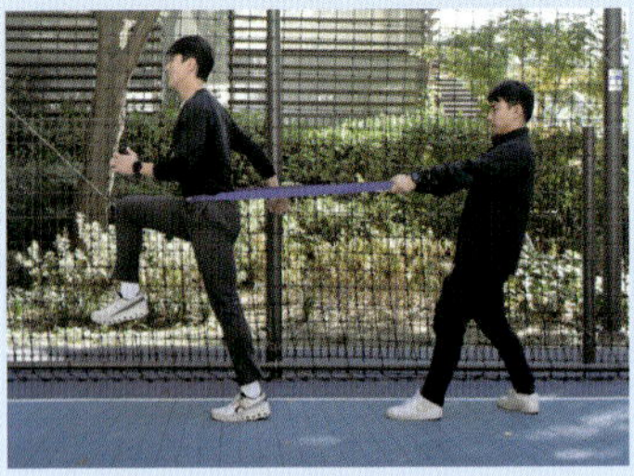

무릎 들고 제자리 달리기 드릴 (밴드 저항)

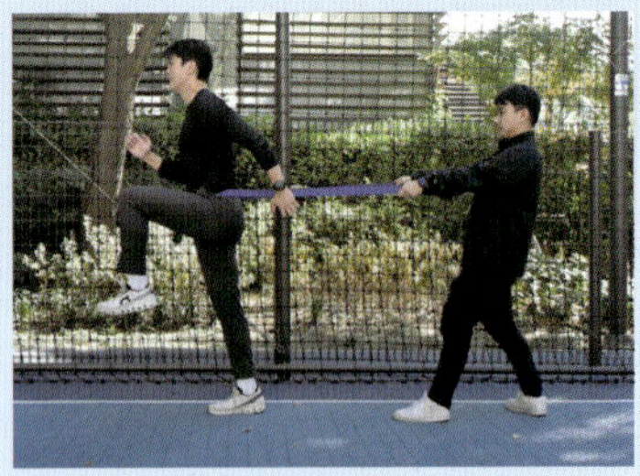

무릎 들고 제자리 달리기 드릴 (밴드 저항)

그림 112 High Knee 저항 밴드

무전동 곡선 트레이드밀 트레이닝은 장비의 곡선이 있어 선수의 몸을 수직으로 세우지 않으면 달리기를 지속적으로 유지하기 어렵다. 몸이 앞으로 기울어지거나 앞쪽으로 이동할 경우 속도가 빨라

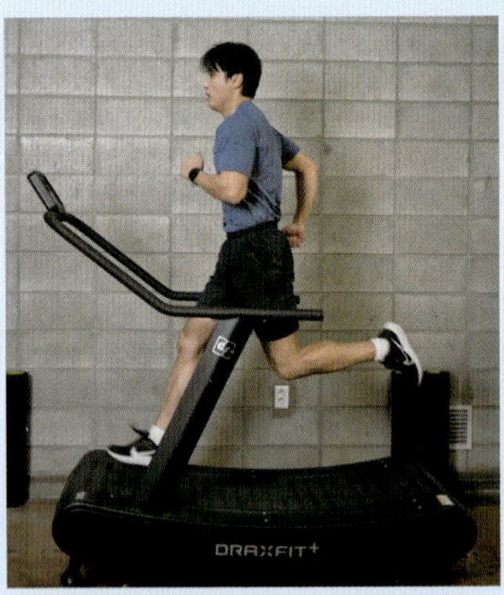

DRAXFIT 드릴(곡선 트레이드밀)

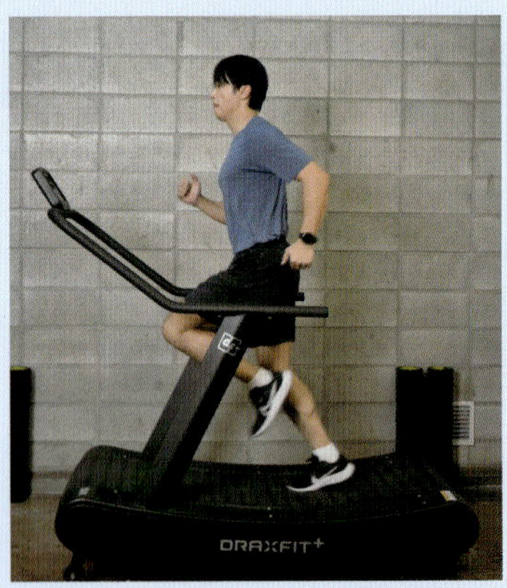

DRAXFIT 드릴(곡선 트레이드밀)

그림 113 무전동 트레이드밀 러닝

져서 넘어지게 되고, 몸이 뒤쪽으로 기울거나 이동하게 되면 속도가 줄어 트레이드밀이 멈추게 된다.

4. 스피드 트레이닝 프로그램 구성

스피드 트레이닝 피라미드에 따르면, 스피드 향상을 위해서는 점진적인 강도 증가가 중요하다. 먼저 광범위한 저강도 지구력 트레이닝을 시작으로, 중간 강도의 지구력 훈련을 진행한다. 그다음으로 고강도 지구력 트레이닝을 거쳐 템포 인터벌 트레이닝을 실시하며, 마지막 단계에서는 최고 강도의 인터벌 트레이닝을 통해 스피드를 극대화하는 것이 효과적이다.

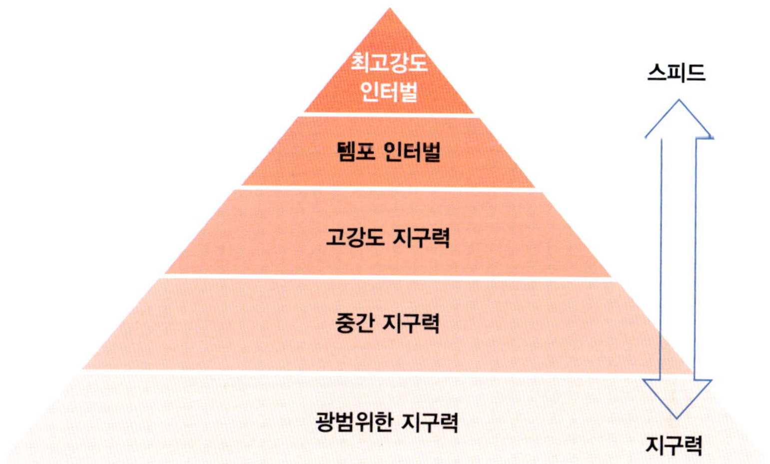

그림 114 스피드 트레이닝 피라미드

스피드 트레이닝 시즌 프로그램은 시기별로 목적과 내용이 달라진다. 빠른 프리시즌에는 기본적인 일반 트레이닝을 통해 기초를 다지고, 늦은 프리시즌에는 보다 전문화된 특별 트레이닝을 실시한다. 인시즌에는 현재의 스피드를 유지하는 것이 주된 목표이며, 시즌이 종료되면 신체적·정신적인 회복을 위한 회복기에 들어간다.

Speed Training Season(스피드 트레이닝 시즌)				
	Early Pre-Season	Late Pre Season	In Season	Closed Season
Training Type	일반 트레이닝	특별 트레이닝	유지기	회복기
Speed Training	필요한 경우 기술적 트레이닝이 필요	기초적인 스프린트, 민첩성 훈련 기술작업	기초적인 스프린트, 민첩성 훈련 기술작업	없음
Sessions Per Weak	0 Week	2~4 Week	1~2 Week	0 Week

표 27 스피드 트레이닝 시즌 프로그램 예시

7장

민첩성(Agility) 향상을 위한 퍼포먼스 트레이닝

1. 민첩성 향상을 위한 동작 교정
2. 방향 전환을 위한 트레이닝
3. 시각에 의한 방향 전환 트레이닝
4. 소리에 의한 방향 전환 트레이닝
5. 복합 자극에 의한 방향 전환 트레이닝

7장 민첩성(Agility) 향상을 위한 퍼포먼스 트레이닝

민첩성은 최대의 속도로 방향을 바꾸는 능력으로, 신속하게 사고하고 판단하여 움직임을 만들어내는 신체적 역량을 의미한다. 이는 일반적으로 복합적인 특성을 지닌 트레이닝 요소 중 하나로 분류된다. 예를 들어, 선수는 직선으로 달리기를 시작하지만 경기 상황에 따라 왼쪽이나 오른쪽, 혹은 뒤쪽으로 방향을 바꿔야 할 수도 있다. 퍼포먼스 트레이닝에서 속도 및 민첩성 프로그램은 선수의 속도와 민첩성을 향상시키기 위해 트레이닝한다. 속도 및 민첩성 프로그램은 장애물 코스, 인터벌 트레이닝 및 고정 운동을 통해 심폐지구

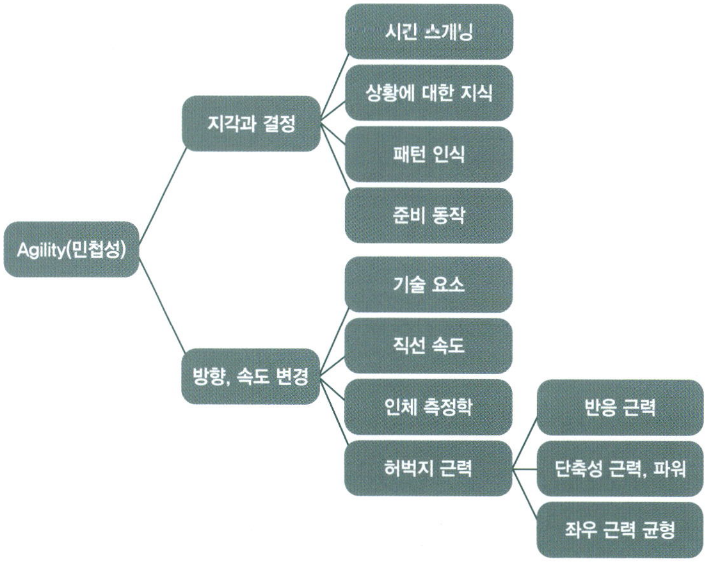

그림 115 근육의 단축과 이완

력, 균형, 플라이오메트릭, 속도 및 민첩성 훈련을 통합한다. 선수들은 자신의 기술 수준에 따라 작은 그룹으로 배치되므로 각 선수는 프로그램 전체에서 적절한 속도로 진행할 수 있다.

1. 민첩성 향상을 위한 동작 교정

단거리 스프린트에 비해 민첩성은 방향 전환 중에 발생하는 움직임이 많기 때문에 자유도가 크다. 또한 상대방 또는 기타 전술적 제약 등과 같은 외부 상황에 의해 전환되거나 결정되는 민첩성 기능은 복합적인 트레이닝으로 접근해야 한다. 그럼에도 불구하고 다음 몇 가지 기술적 지침과 코칭 제안을 학습해야 한다.

(1) 비주얼 포커스

상대방에 대한 반응으로 방향을 전환할 때(공격 또는 방어) 선수는 어깨, 몸통, 엉덩이에 집중해서 움직여야 한다. 경기 상황을 예상한 후 한 선수의 몸의 방향 전환을 이끌 수 있도록 신속하게 새로운 위치로 주의를 돌려야 한다.

(2) 감속 및 재가속 중 신체 위치

감속이 이루어지는 동안 몸의 움직임 양이 많이 줄어들기 때문에 몸통을 제어하여야 한다. 감속 시 지면에 체중 지지를 하는 동안 몸통과 엉덩이의 방향을 다음의 이동 방향으로 재조정하여 효과적인 재가속을 준비해야 한다. 가속 역학과 마찬가지로 몸 기울임은 발목, 무릎, 엉덩이의 정확한 정렬과 몸통 및 어깨가 지면을 통해 적절한 힘을 적용할 수 있도록 하는 게 중요하다. 방향을 전환하는 동작에서는 가능하면 무게 중심을 낮춰서 안정성을 유지하고 지면 반력을 이용할 준비가 되어야 한다.

(3) 하지의 움직임

선수가 무릎의 효과적인 동작 범위를 통해 신장성 감속 부하를 효과적으로 분산시키거나 견딜 수 있는지 확인하고, 다리가 경직된 감속은 피해야 한다. 특히 CKC 트레이닝에서 학습하는 동안 기능을 향상시키기 위해 '지면을 밀어내기(지면반력)'에 집중해야 한다. 내적 큐잉은 신체 부위 대신 바닥에 집중하라는 지시를 하며 외적 큐잉은 방향 전환기능을 향상 시키도록 해야 한다.

(4) 어깨 동작

강력한 팔 동작은 다리 드라이브를 용이하게 하기 위해 사용되어야 한다. 특히 어려운 방향 전환을 하는 동안 팔의 동작이 비생산적인지를 확인해야 한다. 일반적으로 다리에 집중하다 보면 팔을 움직이지 않는 경우가 많다. 그러나 팔의 움직임이 약한 경우 폭발적인 에너지를 만들어 내기 어렵다.

(5) 민첩성 트레이닝의 목표

민첩성 수행의 세 가지 목표는 다양한 상황 및 전술의 이해 인지 능력, 추진력의 효과적이고 신속한 감속, 새로운 이동 방향을 위한 빠른 재가속이다.

- 인지능력 – 수비 또는 공격 상대의 움직임을 예측하는 지각 능력을 높이기 위해서 상대의 어깨, 몸통, 엉덩이 쪽으로 시작 초점을 맞춘다.
- 신속한 감속 – 감속을 최대화하기 위해 지면에 힘을 효과적으로 가할 수 있는 위치로 신체 방향을 조정하고 빠르게 정지할 수 있는 속도와 감속을 해야 하는 이동방향(앞으로 달리기, 뒤로 달리기, 옆으로 달리기)으로 움직인다.

- 재가속 – 감속 후 좋은 위치를 유지하고 새로운 방향을 향하는 위치로 몸의 방향을 바꾸고, 재가속을 위해 가속력을 효과적으로 사용하는 것이 필요하다.

2. 방향 전환을 위한 트레이닝

방향 전환을 위한 트레이닝(Agility)은 몸의 방향을 빠르게 바꾸거나 가속 또는 감속을 하는 능력이다. 균형, 힘, 코디네이션 및 기술적 능력에 따라 영향을 받는다. 민첩성은 먼저 선수의 능력에 따라 민첩성 트레이닝의 난이도에 맞는 근력과 컨디셔닝의 적절한 기초를 향상시켜야 발전할 수 있다.

(1) 정지 상태(정면, 측면, 후면)

하프 스쿼트(ABP: Athletic Basic Position) 준비 동작을 한 다음 정면으로 최대한 빠르게 출발한다.

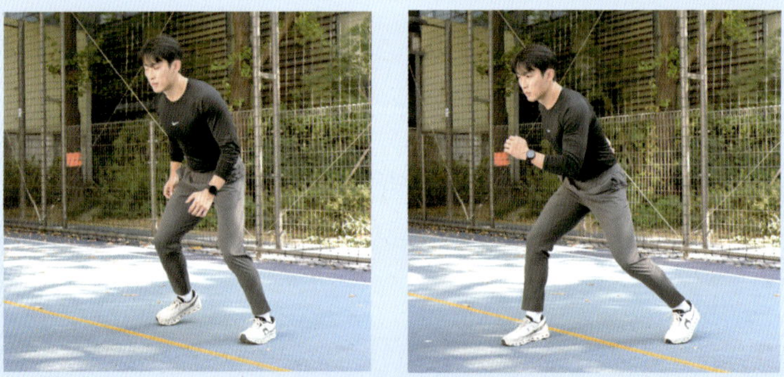

정면 준비

정면 종료

그림 116 정지상태에서 정면 스타트

하프 스쿼트(ABP : Athletic Basic Position) 준비 동작을 한 다음 준비가 되면 측면으로 최대한 빠르게 출발한다.

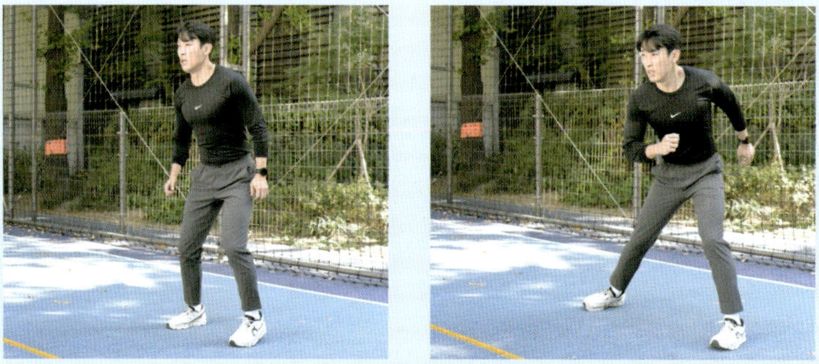

측면 준비　　측면 종료

그림 117 정지 상태에서 측면 스타트

하프 스쿼트(ABP: Athletic Basic Position) 준비 동작을 한 다음 준비가 되면 후면으로 최대한 빠르게 출발한다.

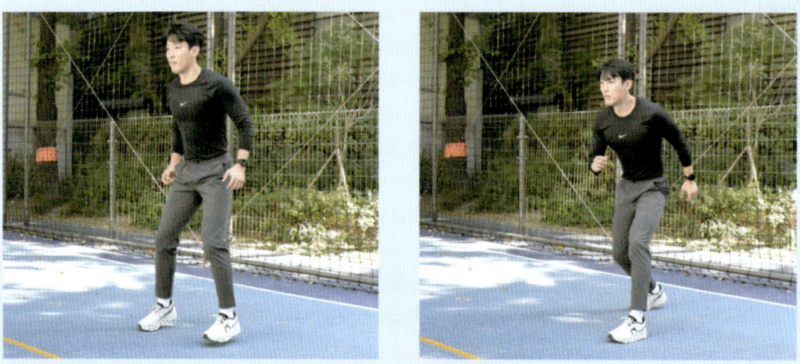

후면 준비　　후면 종료

그림 118 정지 상태에서 후면 스타트

(2) 움직이는 상태(정면, 측면, 후면)

하프 스쿼트(ABP: Athletic Basic Position) 준비 동작을 하여 양발을 빠르게 스텝을 하다가 준비가 되면 정면으로 최대한 빠르게 출발한다.

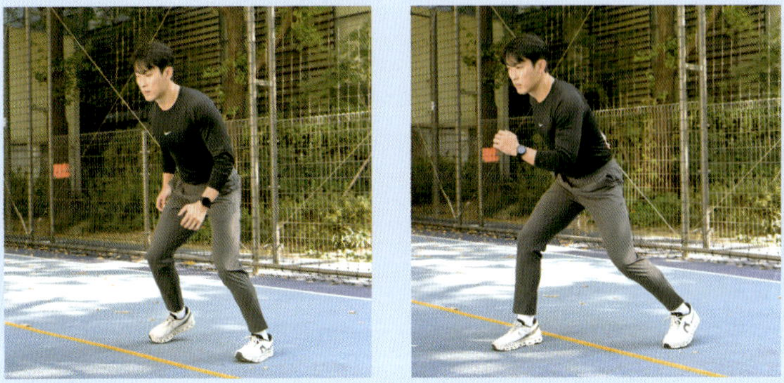

스텝 정면 준비　　스텝 정면 종료

그림 119 움직이는 상태에서 정면 스타트

하프 스쿼트(ABP: Athletic Basic Position) 준비 동작을 하여 양발을 빠르게 스텝을 하다가 준비가 되면 측면으로 최대한 빠르게 출발한다.

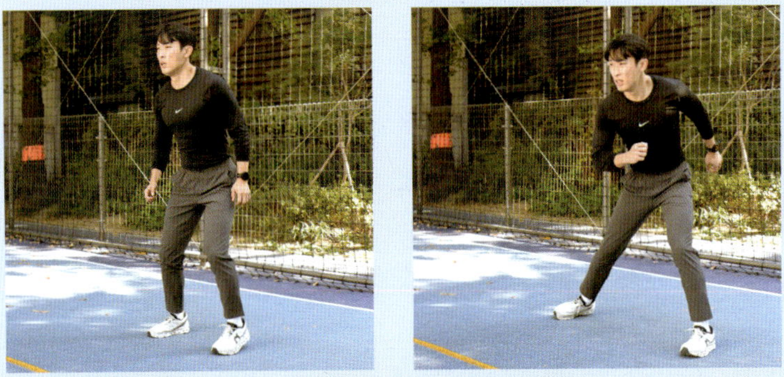

잔발 측면 준비　　잔발 측면 종료

그림 120 움직이는 상태에서 측면 스타트

하프 스쿼트(ABP: Athletic Basic Position) 준비 동작을 하여 양 발을 빠르게 스텝을 하다가 준비가 되면 후면으로 최대한 빠르게 출발한다.

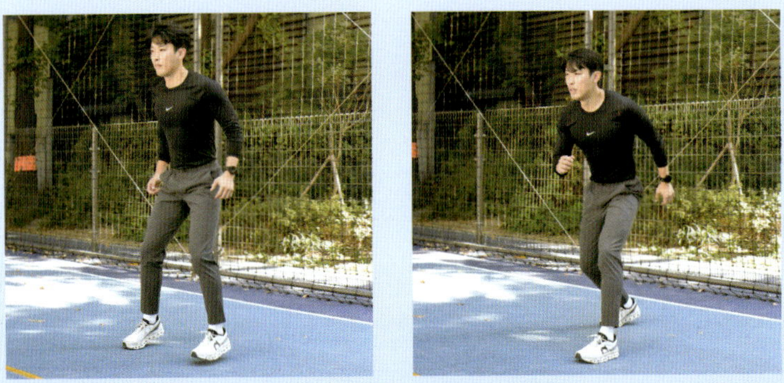

잔발 후면 준비　　잔발 후면 종료

그림 121 움직이는 상태에서 후면 스타트

3. 시각에 의한 방향 전환 트레이닝

(1) 정지 상태(정면, 측면, 후면)

하프 스쿼트(ABP: Athletic Basic Position) 준비 동작을 하고 시각적 자극에 따라 정면으로 최대한 빠르게 출발한다.

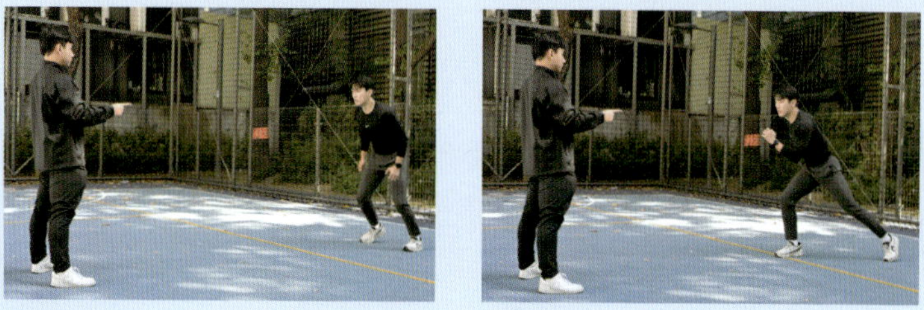

정면 준비　　정면 종료

그림 122 정지 상태에서 정면 스타트

하프 스쿼트(ABP: Athletic Basic Position) 준비 동작을 하고 시각적 자극에 따라 측면으로 최대한 빠르게 출발한다.

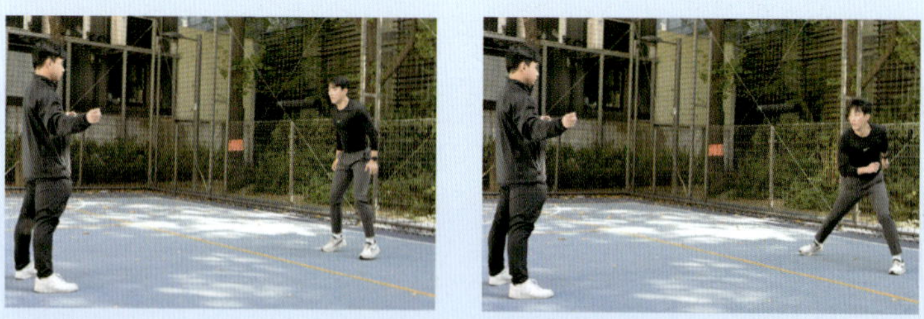

측면 준비　　측면 종료

그림 123 정지 상태에서 측면 스타트

하프 스쿼트(ABP: Athletic Basic Position) 준비 동작을 하고 시각적 자극에 따라 후면으로 최대한 빠르게 출발한다.

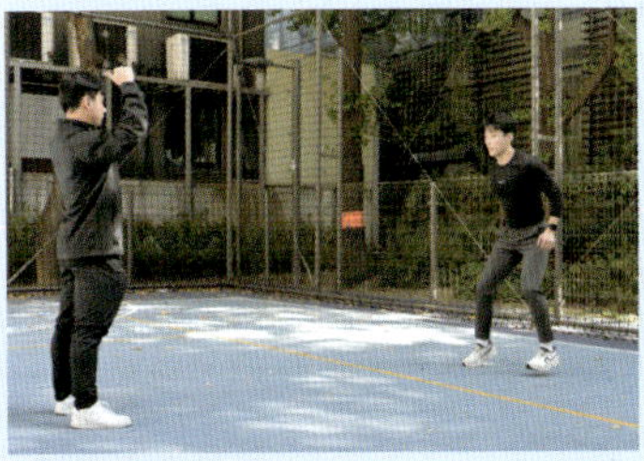
후면 준비

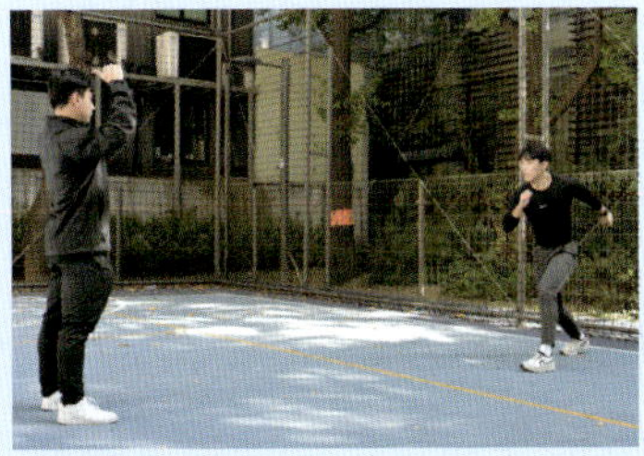
후면 종료

그림 124 정지 상태에서 후면 스타트

(2) 움직이는 상태(정면, 측면, 후면)

하프 스쿼트(ABP: Athletic Basic Position) 준비 동작을 하고 양발을 빠르게 스텝을 하는 상태에서 시각적 자극에 따라 정면으로 최대한 빠르게 출발한다.

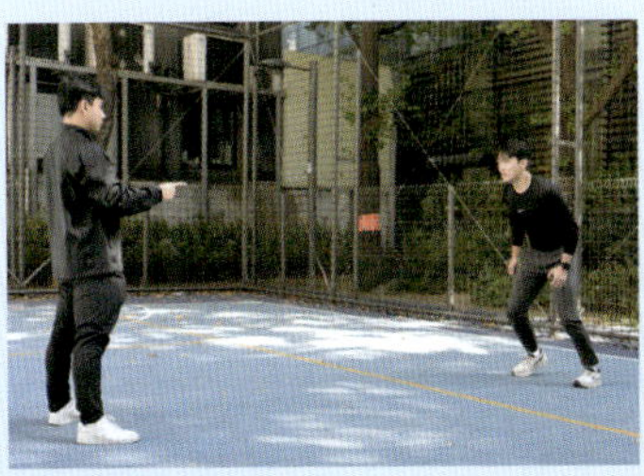
잔발 정면 준비

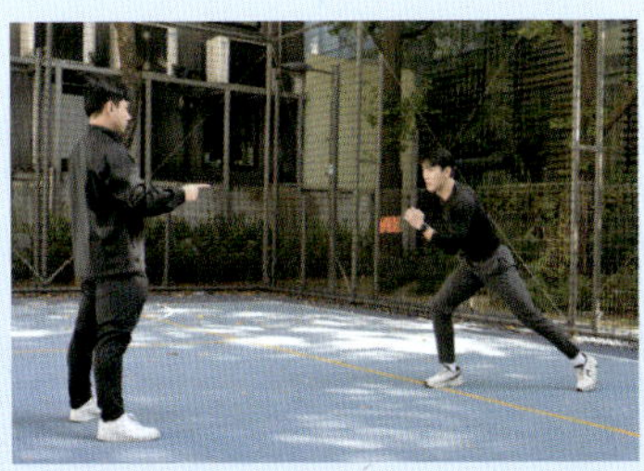
잔발 정면 종료

그림 125 움직이는 상태에서 정면 스타트

하프 스쿼트(ABP: Athletic Basic Position) 준비 동작을 하여 양발을 빠르게 스텝을 하는 상태에서 시각적 자극에 따라 측면으로 최대한 빠르게 출발한다.

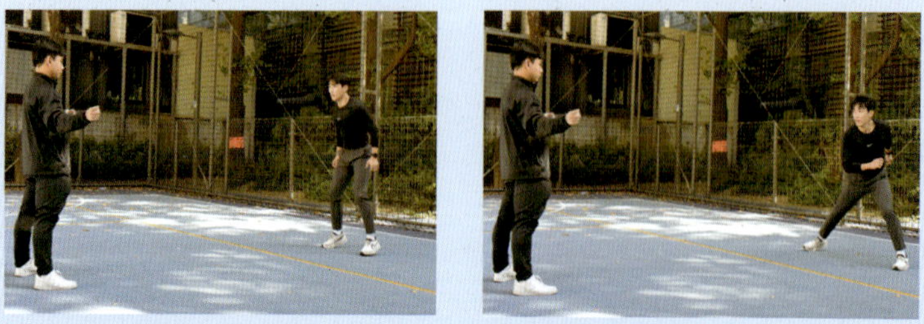

잔발 측면 준비　　잔발 측면 종료

그림 126 움직이는 상태에서 측면 스타트

하프 스쿼트(ABP: Athletic Basic Position) 준비 동작을 하고 양발을 빠르게 스텝을 하는 상태에서 시각적 자극에 따라 후면으로 최대한 빠르게 출발한다.

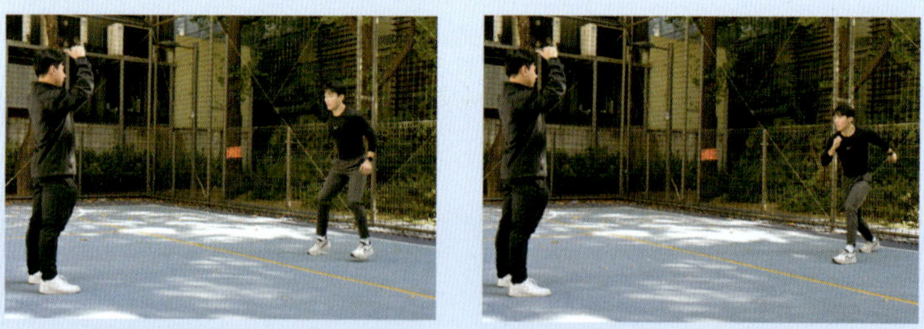

잔발 후면 준비　　잔발 후면 종료

그림 127 움직이는 상태에서 후면 스타트

4. 소리에 의한 방향 전환 트레이닝

(1) 정지 상태(정면, 측면, 후면)

하프 스쿼트(ABP: Athletic Basic Position) 준비 동작을 하고 청각적 자극에 따라 정면으로 최대한 빠르게 출발한다.

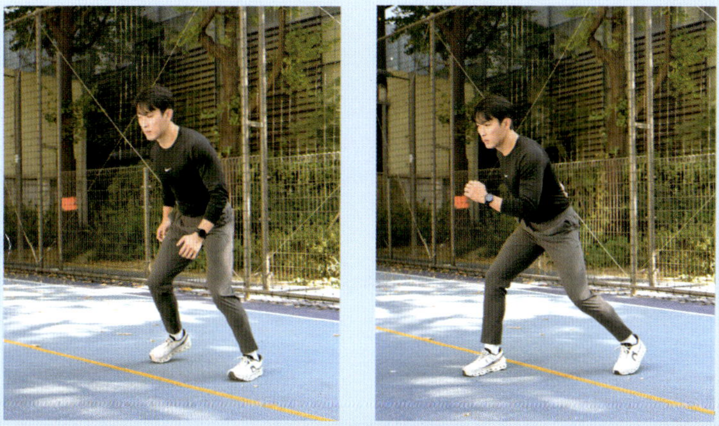

정면 준비　　정면 종료

그림 128 정지된 상태에서 청각 자극 정면 스타트

하프 스쿼트(ABP: Athletic Basic Position) 준비 동작을 하고 청각적 자극에 따라 측면으로 최대한 빠르게 출발한다.

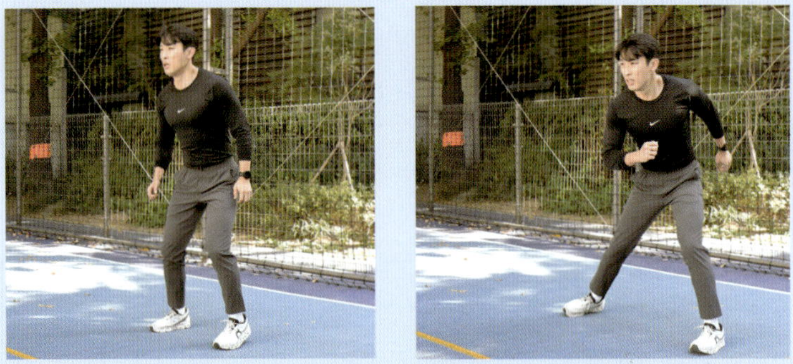

측면 준비 측면 종료

그림 129 정지된 상태에서 청각 자극 측면 스타트

하프 스쿼트(ABP: Athletic Basic Position) 준비 동작을 하고 청각적 자극에 따라 후면으로 최대한 빠르게 출발한다.

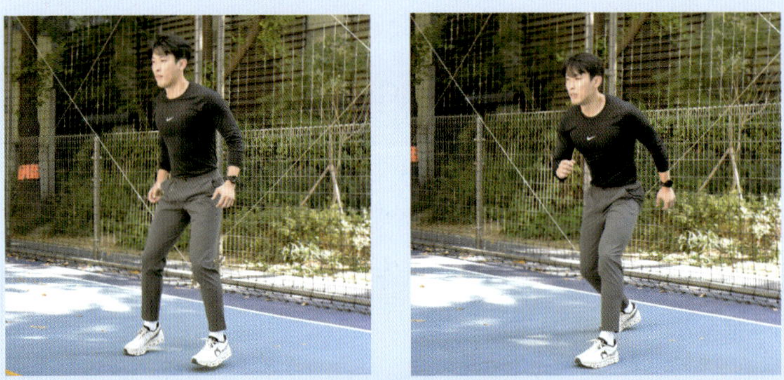

후면 준비 후면 종료

그림 130 정지된 상태에서 청각 자극 후면 스타트

(2) 움직이는 상태(정면, 측면, 후면)

하프 스쿼트(ABP: Athletic Basic Position) 준비 동작을 하고 양 발을 빠르게 스텝을 하는 상태에서 청각적 자극에 따라 정면으로 최대한 빠르게 출발한다.

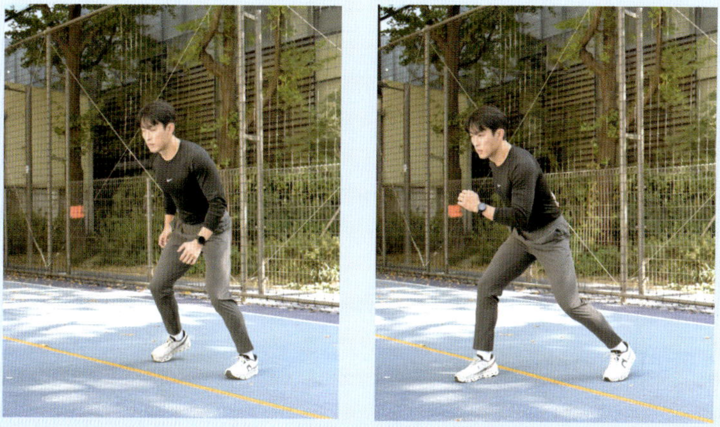

잔발 정면 준비　　잔발 정면 종료

그림 131 움직이는 상태에서 청각 자극 정면 스타트

하프 스쿼트(ABP: Athletic Basic Position) 준비 동작을 하고 양 발을 빠르게 스텝을 하는 상태에서 청각적 자극에 따라 측면으로 최대한 빠르게 출발한다.

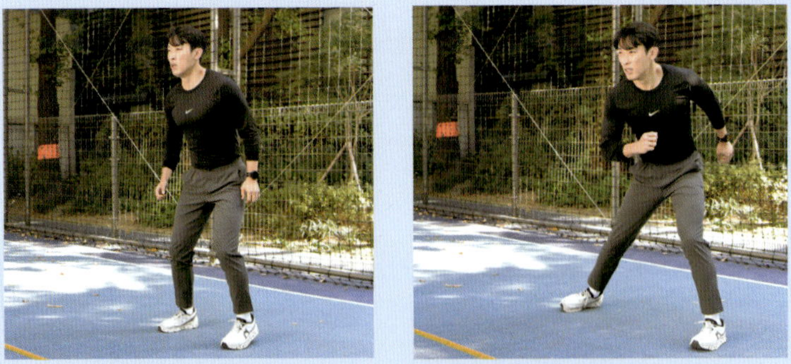

잔발 측면 준비 / 잔발 측면 종료

그림 132 움직이는 상태에서 청각 자극 측면 스타트

하프 스쿼트(ABP: Athletic Basic Position) 준비 동작을 하고 양 발을 빠르게 스텝을 하는 상태에서 청각적 자극에 따라 후면으로 최대한 빠르게 출발한다.

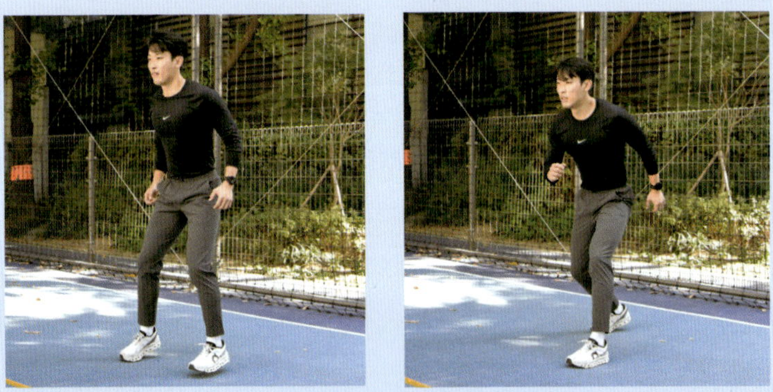

잔발 후면 준비 / 잔발 후면 종료

그림 133 움직이는 상태에서 청각 자극 후면 스타트

5. 복합 자극에 의한 방향 전환 트레이닝

(1) 정지 상태(정면, 측면, 후면)

하프 스쿼트(ABP: Athletic Basic Position) 준비 동작을 하고 정지된 상태에서 시각, 청각, 인지적 자극에 따라 정면으로 최대한 빠르게 출발한다.

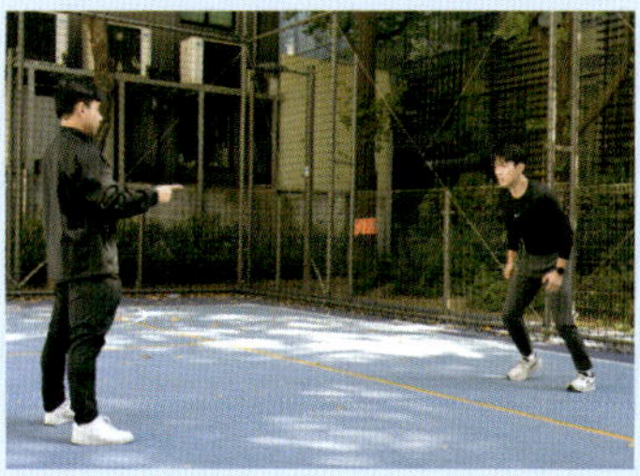

정면 준비

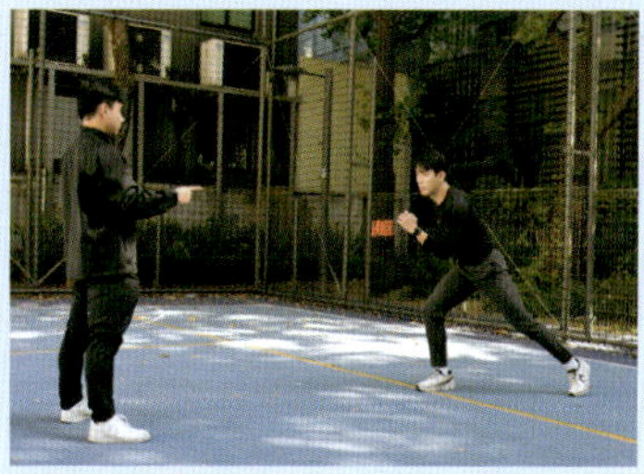

정면 종료

그림 134 정지된 상태에서 복합 자극 정면 스타트

하프 스쿼트(ABP: Athletic Basic Position) 준비 동작을 하고 정지된 상태에서 시각, 청각, 인지적 자극에 따라 측면으로 최대한 빠르게 출발한다.

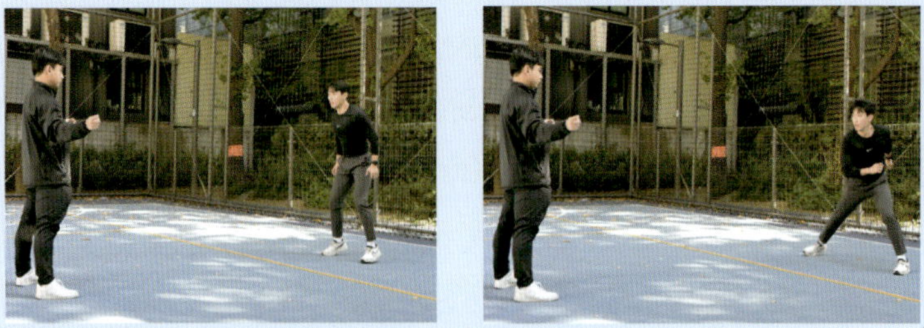

측면 준비 측면 종료

그림 135 정지된 상태에서 복합 자극 측면 스타트

하프 스쿼트(ABP: Athletic Basic Position) 준비 동작을 하고 정지된 상태에서 시각, 청각, 인지적 자극에 따라 후면으로 최대한 빠르게 출발한다.

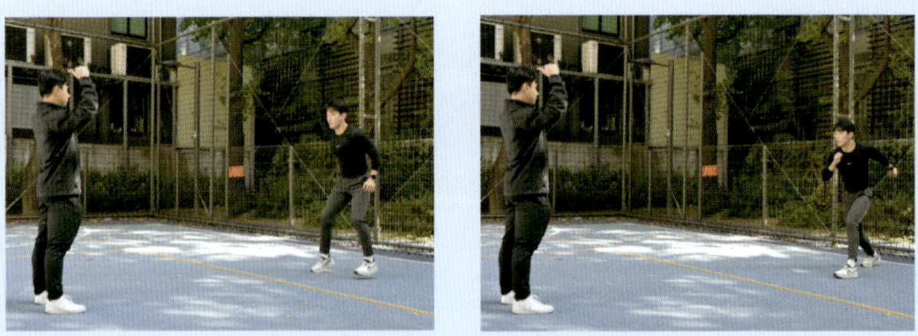

후면 준비 후면 종료

그림 136 정지된 상태에서 복합 자극 후면 스타트

(2) 움직이는 상태(정면, 측면, 후면)

하프 스쿼트(ABP: Athletic Basic Position) 준비 동작을 하고 양 발을 빠르게 스텝을 하는 상태에서 시각, 청각, 인지적 자극에 따라 정면으로 최대한 빠르게 출발한다.

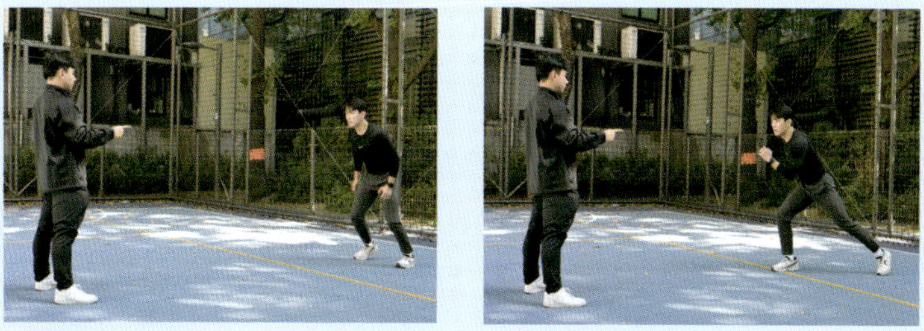

잔발 정면 준비 잔발 정면 종료

그림 137 움직이는 상태에서 복합 자극 정면 스타트

하프 스쿼트(ABP: Athletic Basic Position) 준비 동작을 하고 양 발을 빠르게 스텝을 하는 상태에서 시각, 청각, 인지적 자극에 따라 측면으로 최대한 빠르게 출발한다.

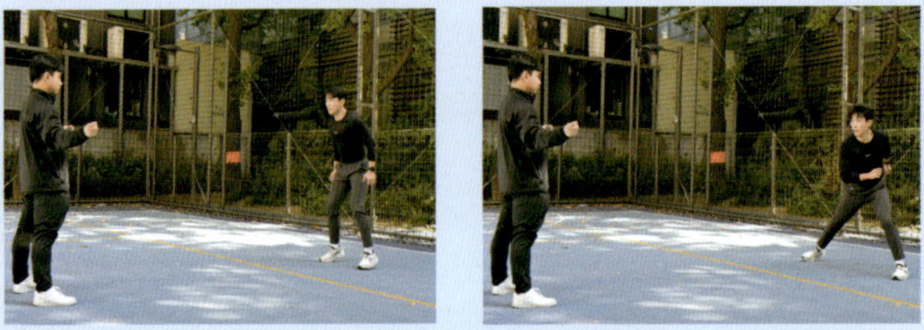

잔발 측면 준비　　잔발 측면 종료

그림 138 움직이는 상태에서 복합 자극 측면 스타트

하프 스쿼트(ABP: Athletic Basic Position) 준비 동작을 하고 양 발을 빠르게 스텝을 하는 상태에서 시각, 청각, 인지적 자극에 따라 후면으로 최대한 빠르게 출발한다.

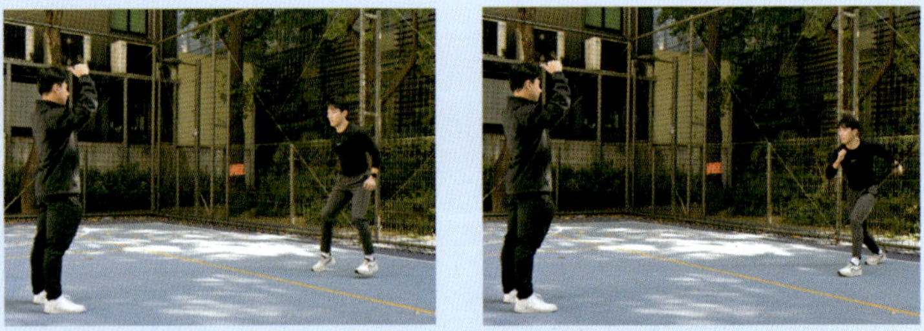

잔발 후면 준비　　잔발 후면 종료

그림 139 움직이는 상태에서 복합 자극 후면 스타트

8장

피지컬 테스트 및 선수 분류

1. 기능적 움직임 검사
2. 건강체력 검시
3. 운동체력 검사
4. 프로그램 작성 및 선수 분류

8장 피지컬 테스트 및 선수 분류

피지컬 테스트는 기능적 움직임 검사를 통해 움직임의 문제와 기능 부전의 문제를 찾아 교정하는 운동 프로그램을 만드는 데 도움이 된다. 건강체력 검사는 건강체력 요소를 검사하여 선수의 체력의 문제를 찾아내어 트레이닝 프로그램을 만드는 데 도움이 된다. 운동체력 검사는 퍼포먼스 트레이닝 프로그램을 만들기 위해서 선수의 문제점을 파악하는 것이 목적이다.

피지컬 테스트에서는 양적 평가와 질적 평가 두 가지가 동시에 이루어져야 한다. 양적 평가는 시간, 거리, 양적인 것을 테스트하여 분류하고 질적인 평가는 움직임의 올바름을 평가하여 선수가 향후 부상을 입을만한 원인과 효율적인 움직임을 가지고 있는지를 찾아내는 것이다.

1. 기능적 움직임 검사

일반적으로 많이 검사를 하고 있는 FMS(Functional Movement Screen)는 선수의 기능부전이 있는지 없는지를 검사하는 도구다. 따라서 검사 후 운동 프로그램을 작성할 수 없는 프로그램이다. 단순하게 기능부전 여부를 확인하기 보다는 교정 운동 프로그램을 작성할 수 있는 측정이 필요하고 그런 측정을 위해 MSMC를 다시 만들게 되었다. 이 프로그램은 메이저리그 Strength Coach들도 많이 사용하고 있는 방법이다. 퍼포먼스 트레이닝을 진행하기 위해서는 최소한의 기능부전을 가지고 있어야 부상을 예방하고 수행력을 극대화시킬 수 있다. 검사 장비 역시 최소한의 장비를 이용하여 검사하기 위해 검사 도구를 간단하게 해서 만들었다. 최초의 검사에서 운동의 방향성을 잡는 것이 중요하기 때문에 방향성을 잡아 트레이닝을 한 후 운동 중 트레이닝 프로그램을 수정하는 것이 효과적이다.

이 름 :	날짜 :	종목 :	부상력 :
키 : CM	몸무게 : KG	포지션 :	길이 : 손바닥 - inch / 경골조면높이 - inch
연락처 :	성별 : 남 / 여	사용팔/다리 : Rt / Lt , Rt / Lt	검사자 :

		검사일 :		검사일 :		특이사항 작성(통증, 보상작용등)
구분	평가 항목	우측 / 좌측	최종평가	우측 / 좌측	최종평가	
Funtional Patterning (기능적 패턴)	1.Deep squat(딥 스쿼트)					
	2.Hurdel step(허들스텝)	/		/		
	3.Inline lunge(인라인런지)	/		/		
Motor control (운동조절)	4.Rorary Stability(네발기기	/		/		
	어린이 자세검사	+/-(통증이 있으면 +)				
	5.Push up(팔굽혀 펴기)					
	밀어 올리기 확인 검사	+/-(통증이 있으면 +)				
Mobility (가동성)	6.ASLR(하지직거상)	/		/		
	7.Shoulder(어깨 가동성)	/		/		
	8.Ankle DF(발목 가동성)	/		/		
	9.Thracic rot(흉추 회전)	/		/		
총점(각각의 항목 3점 만점=총점 27)						

*** 검사는 좌우로 표기하나 최종 평가 점수는 가장 낮은 점수로 표기 한다. 평가시 점수 표기가 애매할 경우 낮은 점수를 부여 한다. 검사중 통증은 0점 처리한다.

*** 가동성은움직이는 쪽을기준으로 평가하며, 운동조절(안정성)은 디딤발을 기준으로 평가한다.

표 28 FMS 변형된 평가 기록지

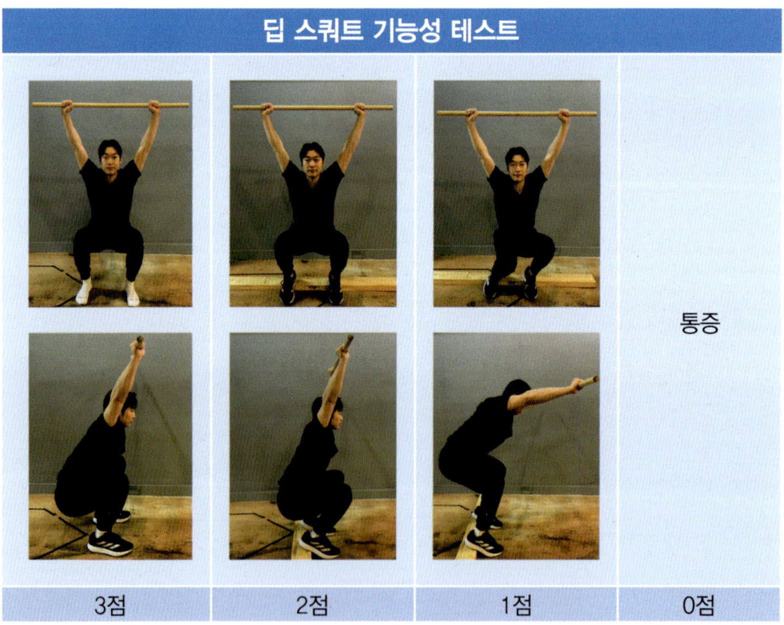

허들 스텝 기능성 테스트			
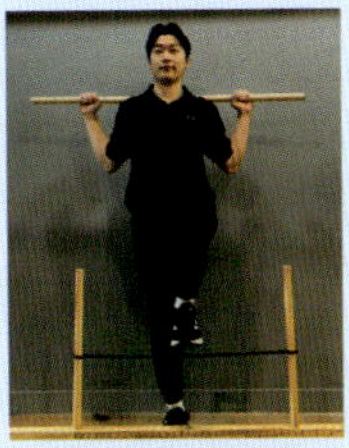 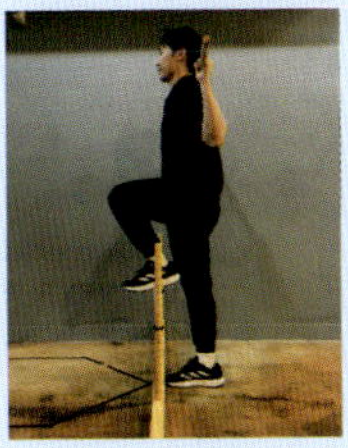	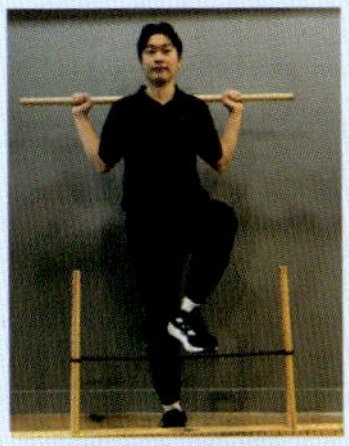 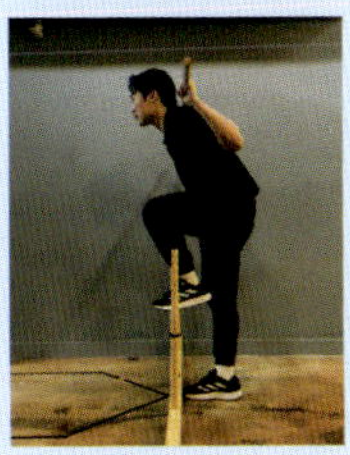	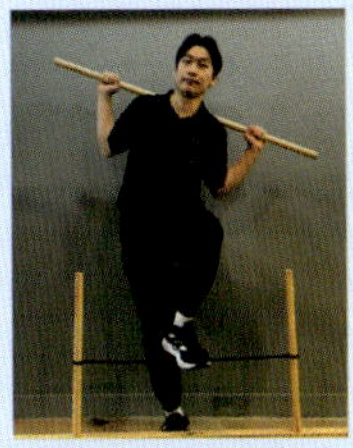 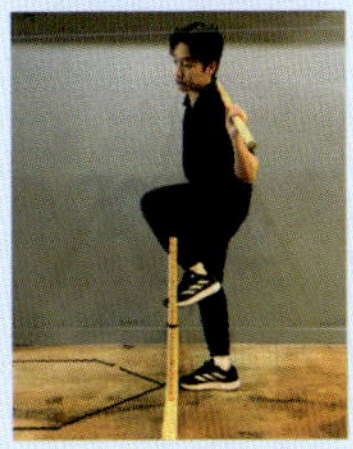	통증
3점	2점	1점	0점

인라인 런지 기능성 테스트			
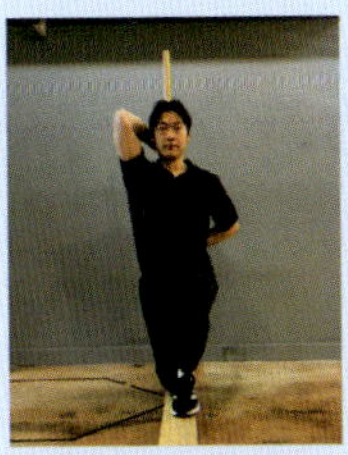 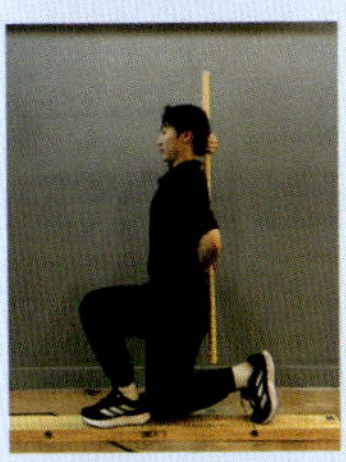	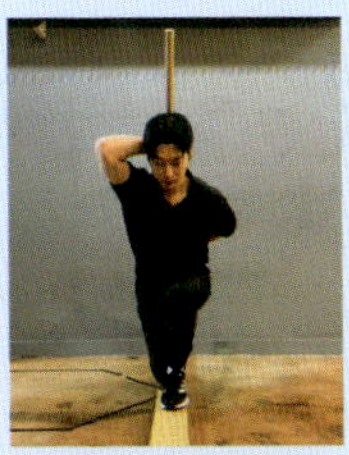 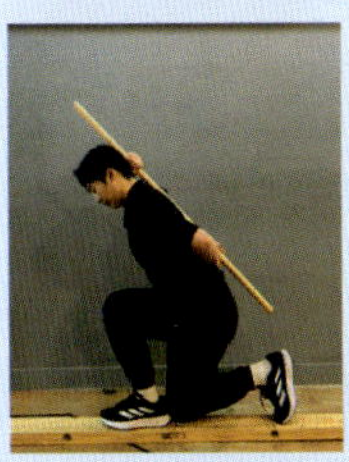	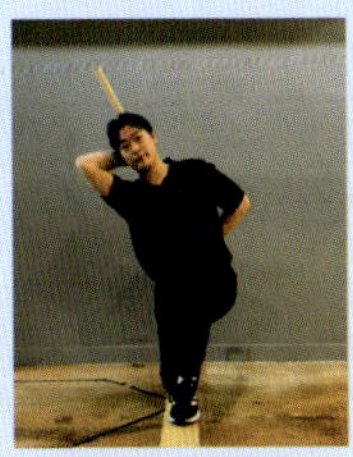 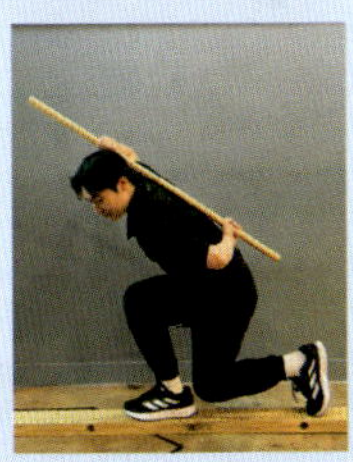	통증
3점	2점	1점	0점

<table>
<tr><th colspan="4">네발기기 운동 조절 테스트</th></tr>
<tr><td>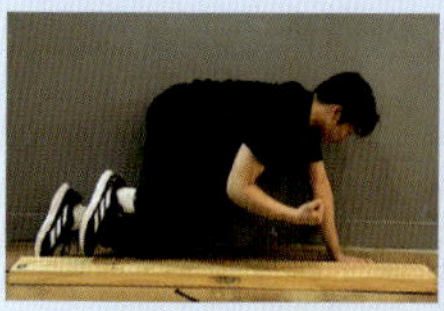</td><td>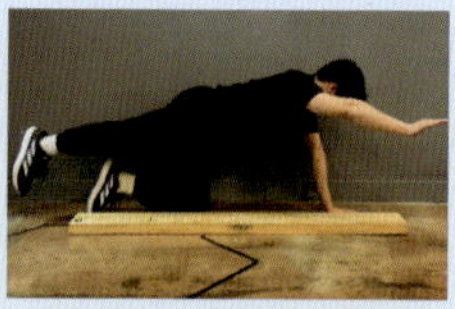</td><td>3점</td><td rowspan="2">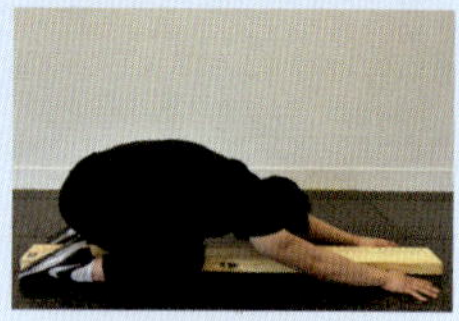
어린이 자세</td></tr>
<tr><td>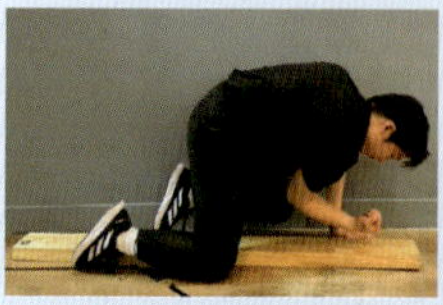</td><td>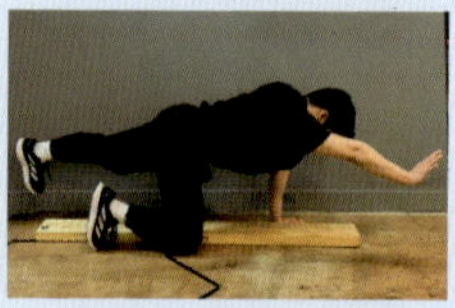</td><td>2점</td></tr>
<tr><td>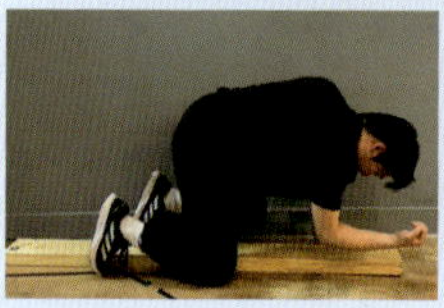</td><td>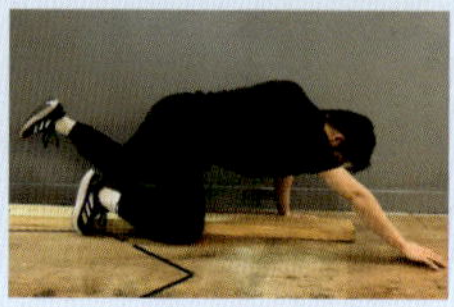</td><td>1점</td><td>0점</td></tr>
</table>

<table>
<tr><th colspan="4">팔굽혀펴기 운동 조절 테스트</th></tr>
<tr><td>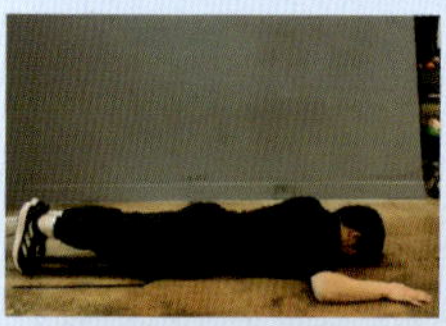</td><td>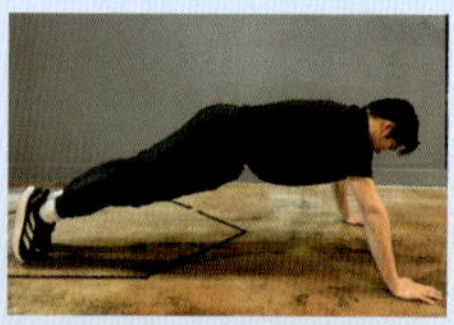</td><td>3점</td><td rowspan="2">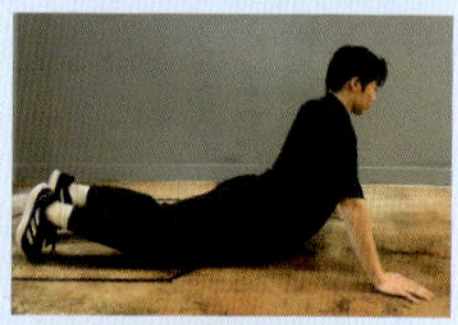
척추체 신전
테스트 통증</td></tr>
<tr><td>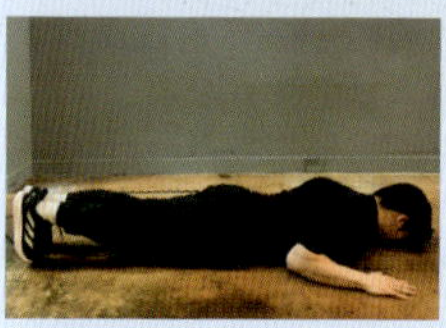</td><td>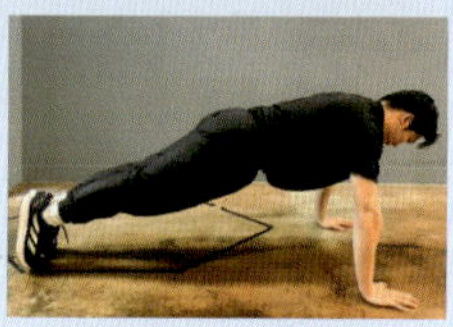</td><td>2점</td></tr>
<tr><td>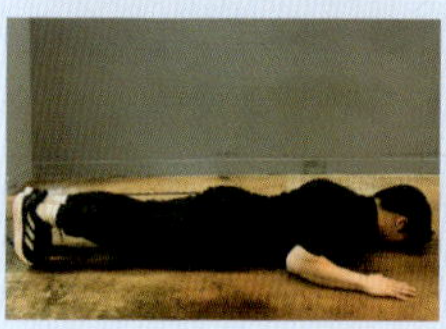</td><td>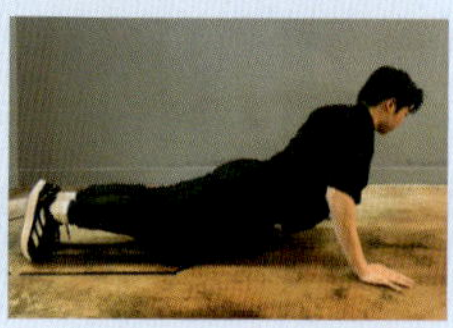</td><td>1점</td><td>0점</td></tr>
</table>

하지직거상 가동성 테스트			
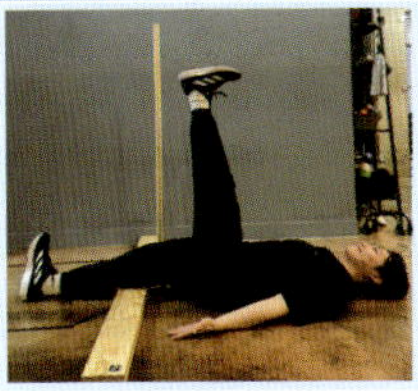	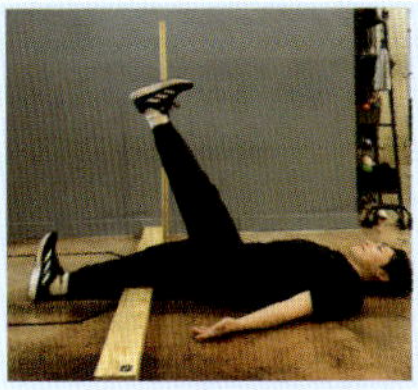	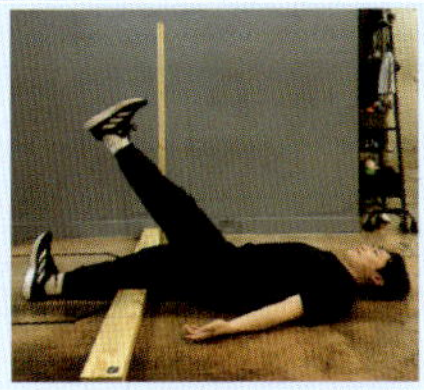	통증
3점	2점	1점	0점

어깨 회전 가동성 테스트			
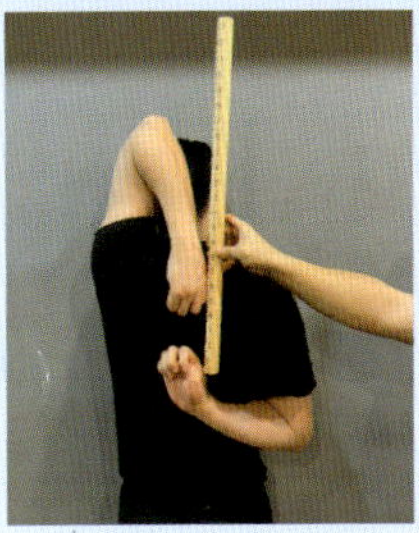	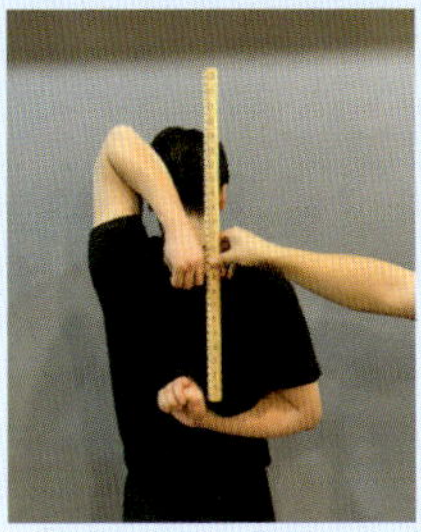	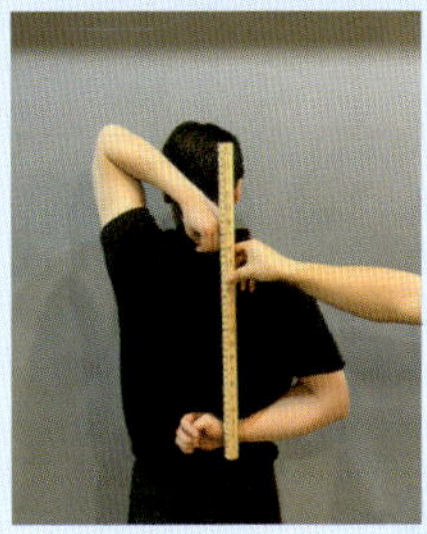	통증
3점	2점	1점	0점

흉추 회전 가동성 테스트			
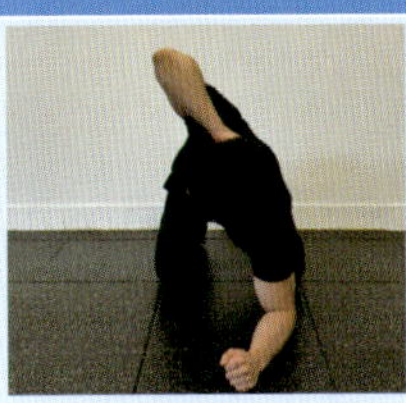	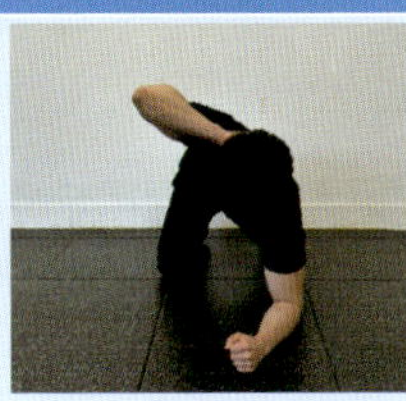	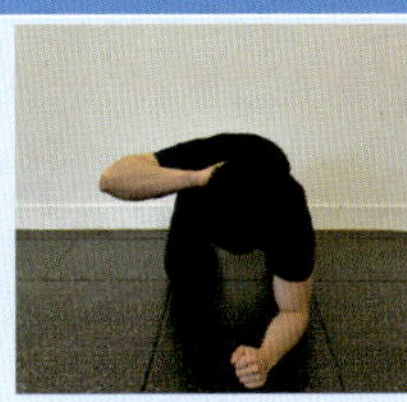	통증
3점	2점	1점	0점

발목 배측굴곡 가동성 테스트			
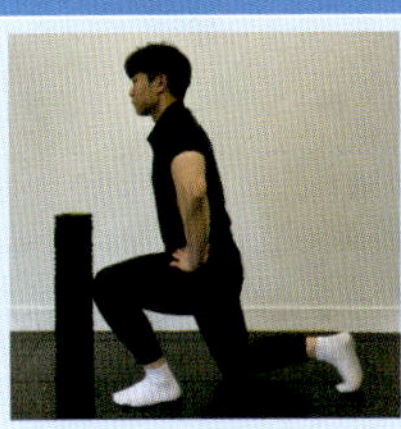	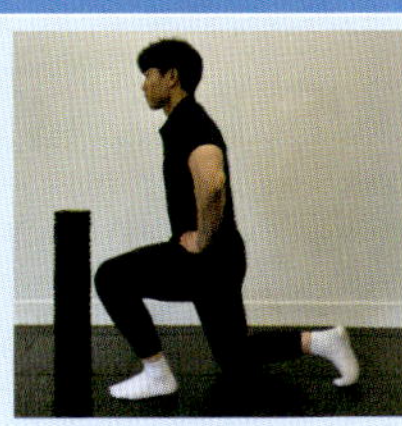	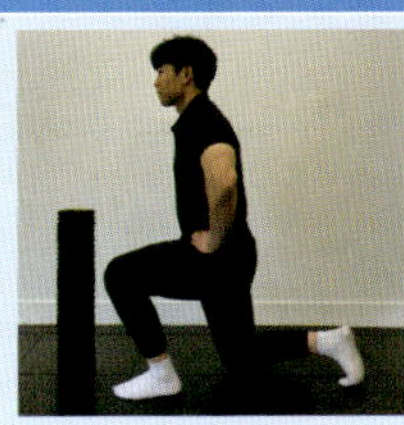	통증
3점	2점	1점	0점

[점수별 교정운동 전략]

*** 좌우의 균형을 맞추는 것이 교정운동의 첫 번째 목표
*** 검사는 모두 3점을 만드는 것이 아니라 1점을 없게 만드는 것

- 1점 항목은 교정운동에 무조건 들어가야 할 프로그램
- 2점 항목은 스포츠 종목과 포지션에 따라 선택적으로 들어가야 할 프로그램
- 3점 항목은 퍼포먼스 트레이닝 가능한 항목

2. 건강체력 검사

(1) 신체 조성

남성 선수	
2~5%	필수 지방량
6% 미만 체지방	중장거리 달리기, 보디빌딩
6~5%	농구, 사이클, 체조, 단거리 육상, 도약, 철인 3종 경기, 레슬링
6~19%	축구, 럭비, 아이스하키, 야구, 골프, 배구
25% 이상	비만
여성 선수	
10~13%	필수 지방량
6~15%	보디빌딩, 사이클, 철인 3종, 육상
10~20%	스키, 축구, 수영, 테니스, 배구, 농구
32% 이상	비만

표 29 스포츠 선수별 체지방 권장량

(2) 유연성

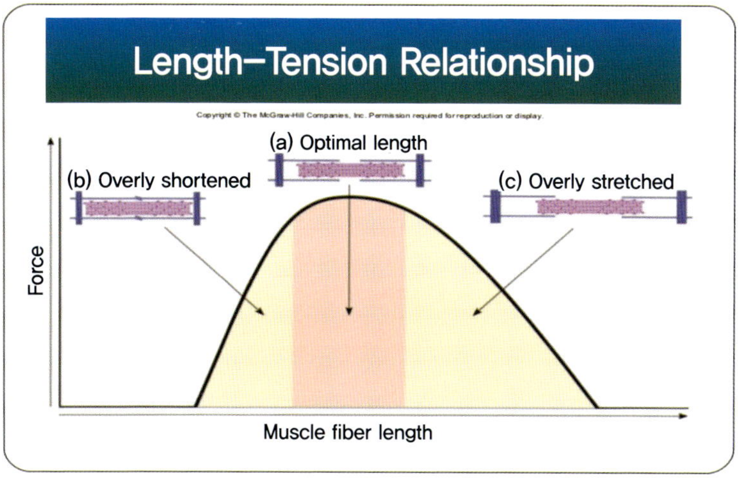

그림 140 근육의 길이–장력 관계

① 하지 유연성 테스트

〈순비 자세〉

- 맨발로 평평한 바닥 위에 선다.
- 발은 어깨너비 정도로 벌리고 무릎은 편다.
- 손은 편하게 옆에 두고, 어깨에 긴장을 푼다.

〈동작 수행〉

- 무릎을 굽히지 않고 천천히 상체를 숙이며 손끝을 바닥 쪽으로 내린다.
- 손이 닿는 위치를 기억하거나 표시한다.
- 통증 없이 가능한 만큼만 내려간다.

〈정지 자세 유지〉

- 최대로 숙인 자세에서 2~3초간 정지

- 척추, 무릎, 엉덩이에 무리가 가지 않도록 한다.

〈기록 또는 관찰〉

- 손끝이 닿은 위치를 바닥 눈금, 블록, 줄자 등으로 기록
- 또는 관찰자가 손의 위치를 기준으로 단계별 점수를 매긴다.

〈평가 방법(5단계 기준)〉

단계	손의 위치 기준	설명
1단계	발목까지 내려가지 않음	심각한 유연성 부족
2단계	발목까지 손이 내려감	매우 유연성이 부족
3단계	손끝이 닿음	부족한 유연성
4단계	손가락 전체가 닿음	좋은 유연성
5단계	손바닥이 바닥에 평평하게 닿음	매우 좋은 유연성

표 30 하지 유연성 테스트 평가 방법

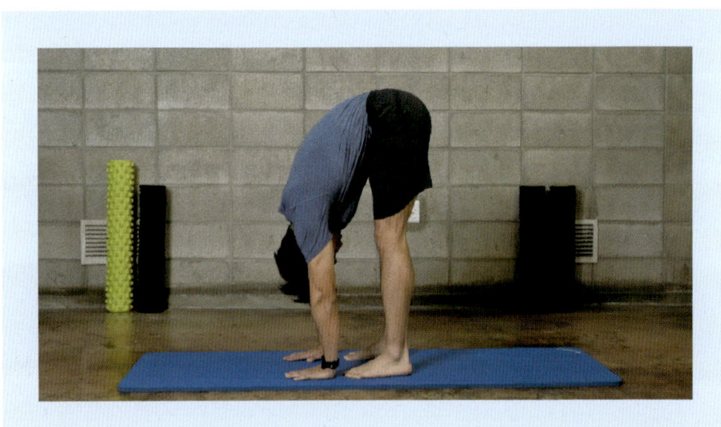

그림 141 서서 몸통 굴곡 손 바닥 닿기 유연성 테스트

② 몸통 유연성 테스트

〈준비 자세〉

- 똑바로 선 자세에서 양발을 어깨너비로 벌린다.
- 무릎은 잠기지 않게 살짝 펴고, 손은 허리 또는 옆으로 둔다.

〈동작 수행〉

- 상체를 천천히 뒤로 젖히며 가슴을 펴고 시선은 천장을 향한다.
- 팔은 옆이나 머리 위로 올릴 수도 있다.

〈정지 자세 유지〉

- 최대로 뒤로 젖힌 상태에서 2~3초 정지
- 허리에 통증이 없어야 하며 균형도 유지해야 함

〈기록 또는 관찰〉

- 관찰자가 몸통의 각도, 시선 방향, 팔의 위치 등을 기준으로 유연성 단계 평가

〈유연성 평가 기준(5단계)〉

단계	동작 범위	평가 기준설명
1단계	약간 뒤로 젖힘	가슴만 약간 열리고 시선은 정면에 가까움
2단계	흉추 약간 신전	시선이 천장을 향하기 시작, 허리는 여전히 제한적
3단계	몸통 전체가 뒤로 젖음	요추와 흉추가 적당히 확장, 시선은 천장, 균형 유지 가능

표 31 몸통 유연성 테스트 평가 방법

단계	동작 범위	평가 기준설명
4단계	고관절이 앞쪽으로 밀림	골반이 전방으로 이동하고 상체가 더 젖혀짐, 유연성이 좋음
5단계	가슴이 천장을 향해 활짝 열림, 상체 크게 젖힘	요추와 흉추, 고관절의 유연성 매우 우수, 시선은 후방, 균형 완벽

표 31 몸통 유연성 테스트 평가 방법(이어짐)

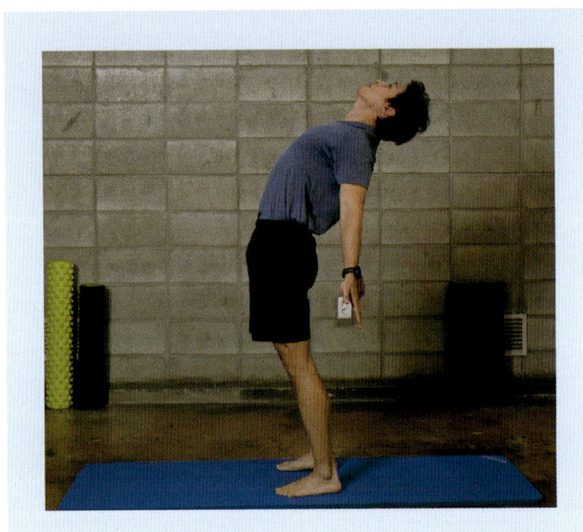

그림 142 서서 몸통 신전 가슴 펴기 유연성 테스트

③ 상지 유연성 테스트

〈준비 자세〉

- 두 팔을 옆으로 벌려 가볍게 몸을 푼다.

〈동작 수행〉

- 한 손은 위쪽(귀 옆)에서 등 뒤로 내려가고, 다른 손은 아래쪽(허리 뒤)에서 위로 뻗어 등 뒤에서 손을 맞닿게 시도한다.
- 좌우 교차로 각각 수행.

〈정지 자세 유지〉

- 가능한 만큼 손을 가까이 가져가고 2~3초 유지

〈평가자 관찰〉

- 손 사이 거리 또는 손이 맞닿는 위치를 기준으로 유연성 평가

〈유연성 평가 기준(5단계 기준)〉

단계	손의 위치 기준	평가 설명
1단계	손이 등 뒤에 거의 닿지 않음(20cm 이상)	어깨 유연성 매우 낮음
2단계	손이 등 뒤에 있지만 닿지 않고 거리가 큼 (10~20cm)	유연성 부족
3단계	손끝끼리 가까이 접근하거나 손끝이 닿음 (5~10cm)	평균적인 어깨 유연성
4단계	손끝이 겹치거나 손바닥 일부 접촉	유연성 좋음
5단계	손이 완전히 맞닿고 손가락이 겹쳐짐	매우 좋은 어깨

표 32 상지 유연성 테스트 평가 방법

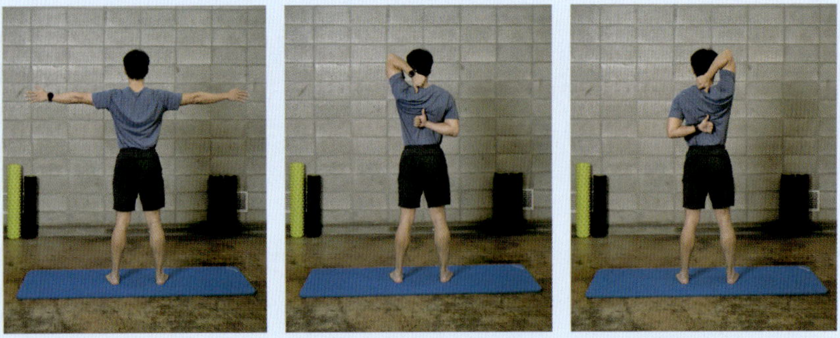

그림 143 양손 등뒤로 내회전 외회전 테스트

(3) 근지구력 코어 플랭크 테스트

〈준비 자세〉

- 팔꿈치는 어깨 아래에 위치, 손은 주먹을 쥐거나 포개어 바닥에 둠
- 발끝으로 체중을 지탱하고, 몸은 머리부터 발뒤꿈치까지 일직선 유지
- 엉덩이 처짐, 허리 꺾임, 어깨 으쓱임 없이 중립 자세 유지

〈테스트 시작〉

- 타이머를 작동시켜, 올바른 자세를 유지하는 시간을 측정

〈중단 조건〉

- 엉덩이가 처지거나 올라가 몸의 정렬이 무너지면 중단

〈코어 근지구력 5단계 평가〉

단계	유지 시간(최대반복)	평가 설명
1단계	60초 미만	코어 근지구력이 부족, 강화 필요
2단계	60~119초	평균 이하 수준, 운동 지속 시 개선 기대
3단계	120~179초(23분)	평균적인 운동선수 수준
4단계	180~239초(34분)	좋은 지구력, 체간 안정성 우수
5단계	240초 이상(4분 이상)	매우 뛰어난 근지구력, 고수준 체간 통제 능력

표 33 코어 근지구력 테스트 평가 방법

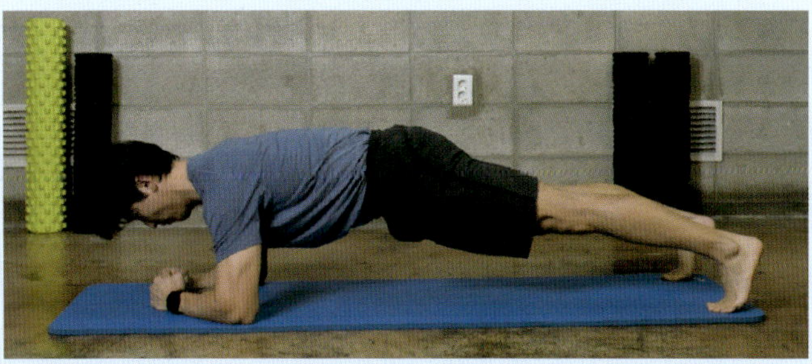

그림 144 근지구력 플랭크 테스트

(4) 근력 팔굽혀 펴기 테스트

- 가슴이 지면에서 약 5cm 이내로 내려와야 1회 인정
- 팔꿈치는 90도 이상 굽혀야 함
- 몸통은 일직선(코어 유지), 골반 흔들림 X
- 반동 없이 천천히 내렸다가 빠르게 올라가는 리듬

- 반복수와 함께 폼 안정성 유지 여부도 체크해야 객관적입니다.

〈푸시업 반복 수 5단계 평가표〉

단계	유지 시간(최대반복)	평가 설명
1단계	20회 이하	상체 근력 및 체간 안정성 부족
2단계	21~30회	근력 기초 있음, 자세 흐트러짐 가능성
3단계	31~40회	평균적 운동선수 수준, 기본 안정성 확보
4단계	41~50회	근력 우수, 속도와 자세 모두 양호
5단계	51회 이상	매우 우수한 근력과 컨트롤, 고수준 체력

표 34 상지 푸시업 테스트 평가 방법

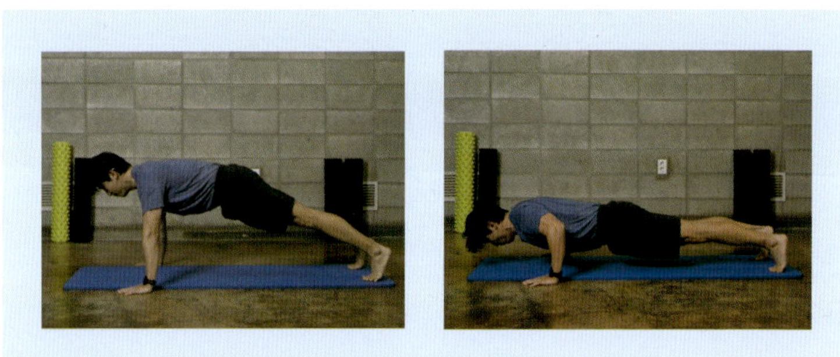

그림 145 근력 팔굽혀 펴기 테스트

(5) 에어 스쿼트 하지 근지구력 테스트

- 하강 깊이: 허벅지 상부가 지면과 평행 이하여야 1회로 인정
- 무릎 정렬: 발끝과 일치해야 하며, valgus(무릎 안쪽으로 붕괴) 발생 시 감점
- 상체 정렬: 척추 중립, 시선 정면 유지
- 발바닥: 전체가 바닥에 닿아 있어야 함 (뒤꿈치 뜨면 감점)
- 리듬: 급격한 속도 변화, 과도한 반동 없이 일관된 움직임 수행

〈에어 스쿼트 반복 테스트 평가표〉

단계	반복 횟수	평가 설명
1단계	31회 이하	하체 근지구력 낮음, 폼 유지 어려움, 기능적 약점 존재
2단계	35~38회	기초 체력 보유, 징렬 유지 부족하거나 페이스 조절 미숙
3단계	39~43회	평균 수준, 기술적 안정성과 근지구력 기본 확보
4단계	44~49회	체력 우수, 리듬과 정렬 유지 능력 높음
5단계	49회 이상	매우 우수한 하체 근지구력과 고속 반복에서도 완벽한 폼 유지 가능

표 35 하지 스쿼트 테스트 평가 방법

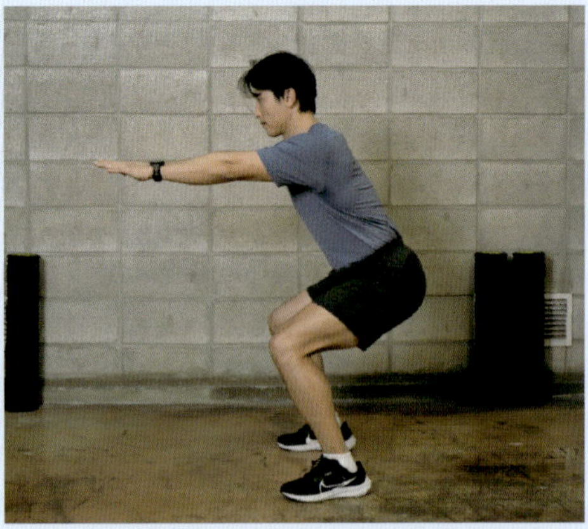

그림 146 에어 스쿼트 근지구력 테스트

(6) 심폐지구력

〈측정 방법〉

- 준비
  1. 충분한 워밍업(5~10분 가벼운 조깅 또는 스트레칭)을 실시
  2. 평평한 400m 트랙(3바퀴) 또는 직선 도로에서 수행
- 실행
  1. 가능한 한 빠르게 1.2km를 완주
  2. 달리기 또는 파워워킹 방식(연령 및 피트니스 수준에 따라 선택)
- 기록 측정
  1. 총 소요시간을 초 단위까지 기록
  2. 최대한 일정한 페이스 유지 권장

- 평가

1. 완주 시간에 따라 심폐지구력 수준을 평가
2. 연령, 성별에 따른 기준치와 비교하여 결과 해석

등급	심폐지구력 수준	남성(분:초)	여성(분:초)
1등급	매우 우수	≤ 5:00	≤ 5:30
2등급	우수	5:01 ~ 5:30	5:31 ~ 6:00
3등급	평균	5:31 ~ 6:30	6:01 ~ 7:00
4등급	부족	6:31 ~ 7:30	7:01 ~ 8:00
5등급	매우 부족	≥ 7:31	≥ 8:01

※ 연령, 체력 수준에 따라 다소 차이가 있을 수 있음.

※ 운동선수 및 훈련된 사람들의 경우 더 빠른 기준이 적용될 수 있음.

표 36 심폐지구력 남, 여 평가 기준치

3. 운동체력 검사

(1) 점프 착지 테스트

〈목적〉

착지오류점수검사(LESS test)는 점프 시 착지 동작을 수행할 때 나타나는 부적절한 움직임 유형을 명확히 하기 위한 임상의 역동적인 움직임 평가 도구다. 이 검사는 9개의 점프 착지 기술을 하는 것에 근거하여 13개의 '예' 또는 '아니요'에 따른 점수를 이용하는 평가다.

〈절차〉

- 자세

1. 대상자는 30cm(12inch) 박스에 올라선다. 착지 위치선은 대상자 신장의 절반의 길이만큼 떨어진 바닥이다.

- 움직임

1. "착지 위치선을 지나서 발을 놓을 수 있게 박스로부터 두발을 동시에 앞으로 점프하시오. 그리고 착지하자마자 최대한 높이 점프를 하고 다시 아래로 착지하시오." 라고 대상자에게 지시한다.
2. 건강과 운동 전문가들은 대상자에게 시범 수행을 보여주고, 연습할 기회를 준다.
3. 올바른 착지 지역의 10피트 앞쪽에 비디오카메라를 설치하는 것이 이상적이다.
4. 3번 시도한다.

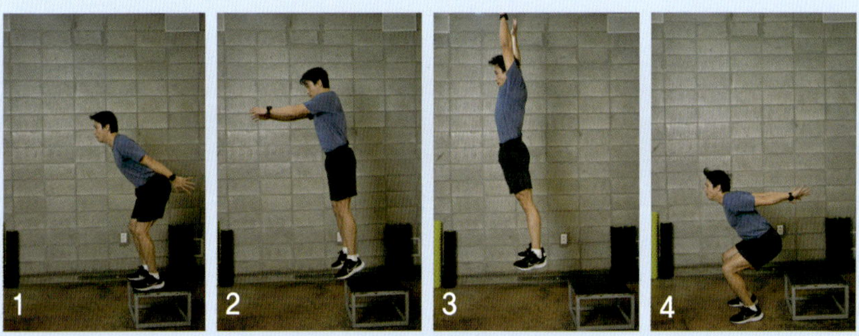

그림 147 점프 착지 테스트

(2) 턱 점프 테스트

〈목적〉

턱 점프 운동은 건강과 운동 전문가들이 순발력 운동을 할 때 하지 기술의 결함을 명확히 하기 위해서 사용한다. 이 턱 점프는 대상자로 하여금 높은 수준의 노력을 요구한다. 각 개인은 처음에 혼자서 어려운 점프를 수행할 때 대부분의 사람들은 인지적인 노력을 한다. 건강과 운동 전문가들은 최초 몇 번의 반복으로 특정한 잠재적인 결함을 손쉽게 알아차릴 수 있다.

〈절차〉

- 움직임
  1. 대상자는 10초 동안 턱 점프를 반복적으로 수행해야 한다(반대쪽 페이지의 그림 참조). 그리고 건강과 운동 전문가는 서술된 기준의 항목들을 볼 수 있어야 한다. 더 나아가 건강과 운동 전문가들은 시상면과 이마면에서의 2차원적인 카메라를 사용하여 평가의 정확성을 높여야 한다.
  2. 대상자의 기술은 주관적으로 분명한 결함을 가지고 있거나 가지고 있지 않은 것으로 보일 것이다. 움직임 결함의 평가 항목은 아래를 참조한다.
  3. 마지막 평가가 끝나고 모든 결함을 집계한다. 결함이 있는 행동을 대상자에게 알려주고 다음 훈련 시간 동안 피드백에 초점을 맞추어 훈련해야 할 것이다.
  4. 대상자의 점프와 착지 기술의 객관적인 향상은 훈련의 중간 지점과 끝나는 지점에서의 반복적인 평가를 통해 대상자의 운동 수행의 기준을 비교할 수 있다.

5. 실증적인 실험 증거에 의하면 점수가 오르지 않은 대상자나, 결함이 있는 행동이 6개 이상 나타나는 대상자는 더 긴 시간 훈련을 해야 한다.

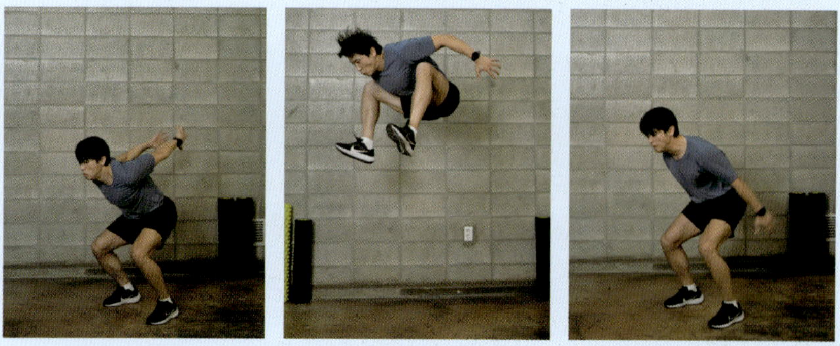

그림 148 턱 점프 테스트

턱 점프 평가 항목	평가 전	평가 시	평가 후	기록
착지 시 무릎이 밖굽이	☐	☐	☐	
턱걸이가 점핑을 이루지 못한다(점프 최고 지점).	☐	☐	☐	
양발이 떨어질 때 동일한 위치가 아니다(공중에서).	☐	☐	☐	
발의 위치가 어깨 너비가 아니다.	☐	☐	☐	
발의 위치가 정면이 아니다(안에서 뒤).	☐	☐	☐	
양발이 동시에 착지하지 않는다.	☐	☐	☐	
착지할 때 지속적인 소리가 난다.	☐	☐	☐	
팔을 전혀 못쓴다.	☐	☐	☐	
턱 점프 점프력이 감소된다.	☐	☐	☐	
착지 점수가 같은 곳이 아니다(지면과 공동 동작).	☐	☐	☐	

표 37 턱 점프 평가항목

(3) 운동체력 테스트

① 수직 높이뛰기 테스트

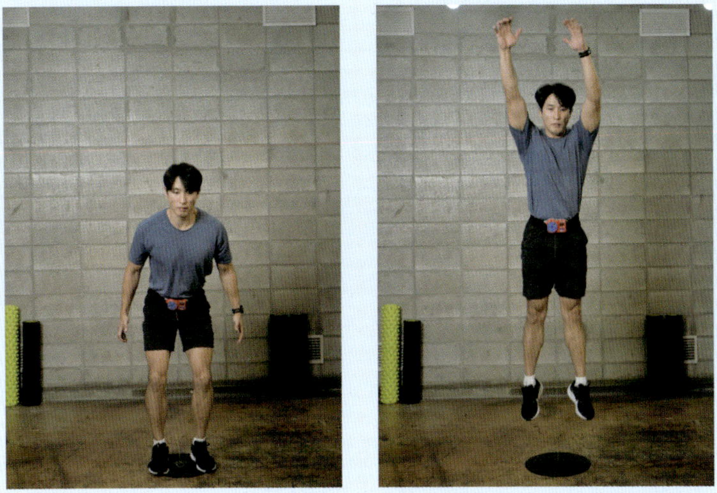

그림 149 수직 높이뛰기 테스트

1. 준비물: 서전트 점프 측정 기구

2. 방법

1) 벨트를 배꼽 높이에 착용한다.
2) 제자리에서 최대한 높이 뛰어 발판에 착지한다.
3) 2회 측정 후 가장 높게 나온 점수를 기록한다.
4) 연습 횟수에 제한을 두지 않는다.

* 검사자가 시범을 보인다.

3. 주의사항

1) 착지 후 발이 발판에서 50% 이상 나갔다면 재측정을 진행한다.
2) 재측정 기회는 3번이다.
3) 3회 실격(재측정)은 F등급으로 기록한다.
4) 인위적으로 배를 들어올리지 않도록 한다.

하체 파워 테스트 평가표		
등급	**남자**	**여자**
A	81.30~	71.11~
B	71.10~81.29	60.95~71.10
C	60.95~71.09	50.80~60.94
D	50.80~60.94	40.65~50.79
F	~50.7	~40.64

표 38 하체 파워 테스트 평가표

(2) 상체 파워 테스트

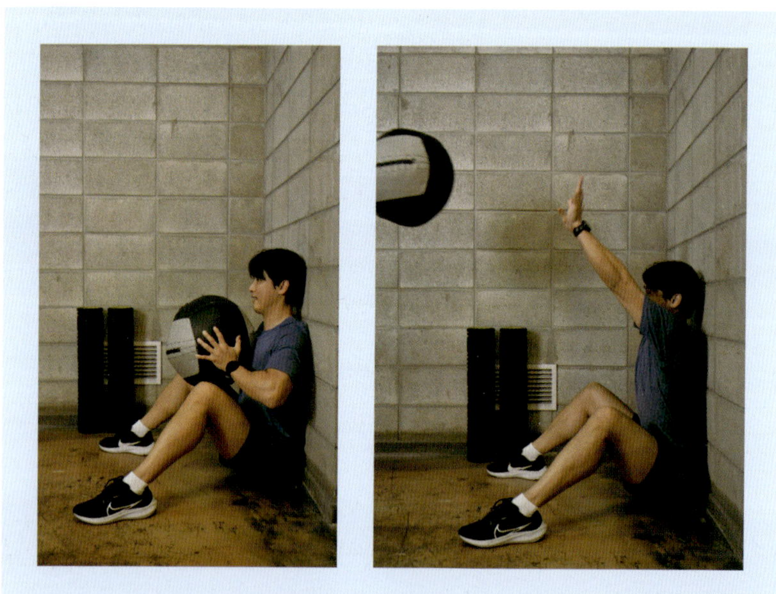

그림 150 상체 파워 테스트

1. 준비물: 메디신 볼(남: 3kg, 여: 2 kg), 줄자, 콘(2m씩 3개)

2. 방법

1) 엉덩이-허리-머리를 벽에 붙여 앉는다.
2) 메디신 볼을 가슴 앞에서부터 최대한 멀리 던진다.
3) 2회 측정 후 가장 높게 나온 점수를 기록한다.
4) 연습 횟수에 제한을 두지 않는다.

* 검사자가 시범을 보인다.

3. 주의사항

1) 엉덩이-허리-머리 중 한 곳이라도 떨어졌다면 재측정을 진행한다.
2) 재측정 기회는 3번이다.
3) 3회 실격(재측정)은 F등급으로 기록한다.

상체 파워 테스트 평가표		
등급	**남자**	**여자**
A	5.76~	
B	5.00~5.75	
C	4.25~4.99	
D	3.50~4.24	
F	~3.49	

표 39 상체 파워 테스트 평가표

(3) 코어 통합 연결 테스트

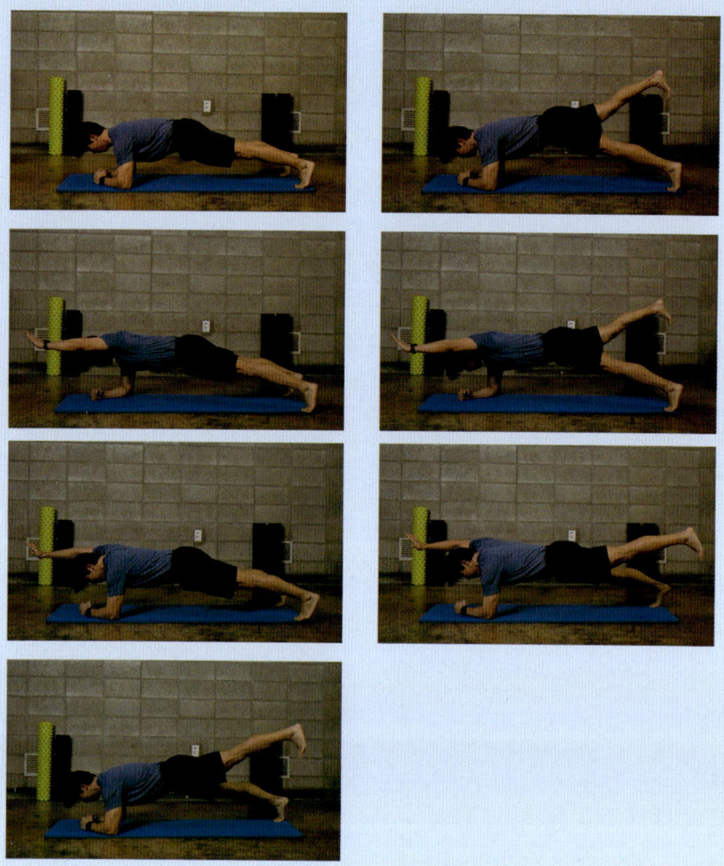

그림 151 코어 통합 연결 테스트

1. 준비물: 초시계, 요가매트

2. 방법

1) 플랭크 자세를 기본으로 다음의 8가지 동작을 진행한다(1회 측정).
2) 8단계까지 진행했더라도 중단하지 않고 이어서 1단계부터 진행한다(최대 능력 발휘-추후 비교).

* 검사자가 시범을 보인다.

3. 주의사항

1) 팔과 다리의 위치는 어깨 넓이와 동일하게 한다.
2) 상완골과 지면이 수직을 이룬다.
3) 발부터 머리까지 일직선을 이룬다.
4) 팔을 들었을 때 귀 옆까지 올린다.
5) 다리를 들었을 때 지면에서 수평이 되게 한다.
6) 팔과 다리를 들 때 머리–몸통–다리가 일직선을 이루게 한다.
7) 팔과 다리에 연결하는 가상의 선을 기준으로 움직임 평가.
8) 자세가 제대로 이루어지지 않는다면 3회 경고 후 측정을 중단하고 단계와 시간을 기록한다.

단계	13~15점 (1세트)	16점 이상 (2세트)	시간	내용
1단계	1	0	1분	기본 플랭크 60초
2단계	1	1	1분 15초	우측 '팔'들기 15초 ▶ 플랭크
3단계	1	1	1분 30초	좌측 '팔'들기 15초 ▶ 플랭크
4단계	2	1	1분 45초	우측 '다리'들기 15초 ▶ 플랭크
5단계	2	2	2분	좌측 '다리'들기 15초 ▶ 플랭크
6단계	3	2	2분 15초	우측 '팔' + 좌측 '다리'들기 15초 ▶ 플랭크
7단계	3	2	2분 30초	좌측 '팔' + 우측 '다리'들기 15초 ▶ 플랭크
8단계	3	3	3분	기본 플랭크 30초

표 40 코어 근력 테스트 평가표

코어 근력 테스트 평가표		
등급	남자	여자
A	16점 이상	
B	14~15점	
C	12~13점	
D	10~11점	
F	9점 이하	

표 40 코어 근력 테스트 평가표(이어짐)

(4) 코어 통합 연결 테스트

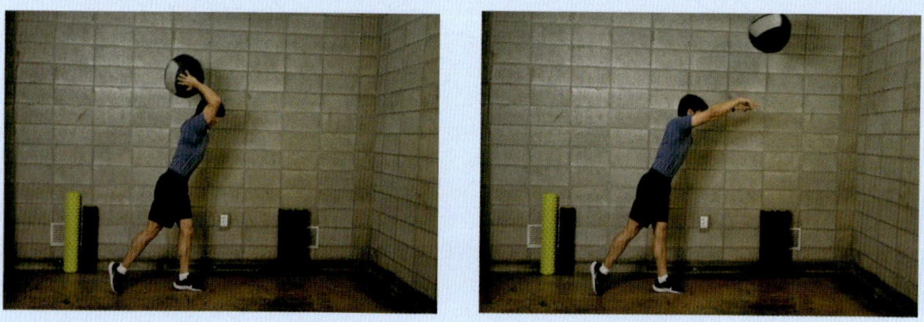

그림 152 코어 통합 연결 테스트

1. 준비물: 메디신 볼(남: 2kg, 여: 1kg), 줄자, 콘(5m씩 6개)

2. 방법

1) 제자리에서 선 상태에서 한 발이 나가며 최대한 멀리 던진다.
2) 2회 측정 후 가장 높게 나온 점수를 기록한다.
3) 연습 횟수에 제한을 두지 않는다.

* 검사자가 시범을 보인다.

3. 주의사항

1) 나가는 발이 출발선(콘)을 넘었다면 재측정을 진행한다.

2) 공은 머리 위로 위치하고 두 손으로 던진다.

3) 재측정 기회는 3번이다.

4) 3회 실격(재측정)은 F등급으로 기록한다.

상체 파워 테스트 평가표		
등급	**남자**	**여자**
A	27.0~31.0	
B	22.0~26.0	
C	17.0~21.0	
D	10.0~16.0	
F	3.0~9.0	

표 41 상체 파워 테스트 평가표

(5) 스피드 테스트

- 30M, 50M 스프린터

스피드 테스트 평가표		
등급	**남자**	**여자**
A	~ 3.9	~ 4.4
B	4.0 ~ 4.2	4.5 ~ 4.6
C	4.3 ~ 4.4	4.7 ~ 4.8
D	4.5 ~ 4.6	4.9 ~ 5.0
F	4.7 ~	5.1 ~

표 42 스피드 테스트 평가표

1. 준비물: 초시계, 호각, 줄자, 콘(출발–종료)

2. 방법

1) 30m 직선 코스를 가장 빠르게 뛴다.

2) 출발 신호는 호각 + 초시계를 내리는 동작을 동시에 한다.

3) 2회 측정 후 가장 잘 나온 점수를 기록한다.

4) 연습 횟수에 제한을 두지 않는다.

* 검사자가 출발 신호 시범을 보인다.

3. 주의사항

1) 부정출발은 재측정을 진행한다.

2) 재측정 기회는 3번이다.

3) 3회 실격(재측정)은 F등급으로 기록한다.

(6) 민첩성 테스트

① 핵사곤 민첩성 테스트

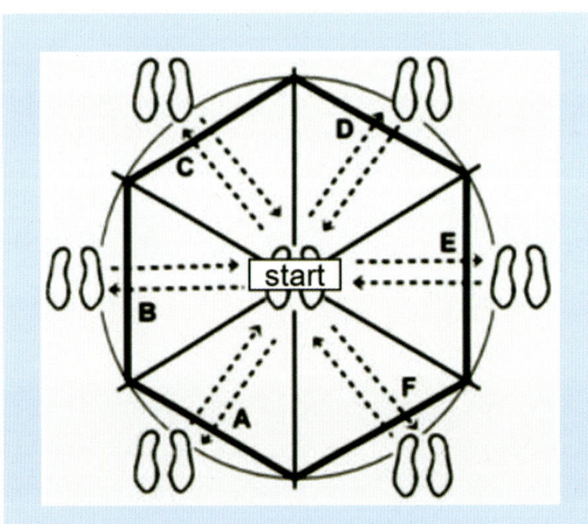

그림 153 헥사곤 민첩성 테스트

1. 준비물: 초시계, Hexagon lines(66cm × 6lines)

2. 방법

1) Hexagon 중앙에서 시작한다.
2) 두발을 동시에 뛰어 가장 빠르게 3바퀴를 돌아온다.
3) 2회 측정 후 평균값을 기록한다.
4) 연습 횟수에 제한을 두지 않는다.
* 검사자가 시범을 보인다.

3. 주의사항

1) 발과 시선은 전방을 유지한다.
2) 선을 밟았다면 재측정을 진행한다.
3) 재측정 기회는 3번이다.
4) 3회 실격(재측정)은 F등급으로 기록한다.
5) 두발이 동시에 점프, 착지한다.
6) 2회 측정이 되지 않았다면 F등급으로 기록한다.

상체 파워 테스트 평가표		
등급	남자	여자
A	~11.1	~12.1
B	11.2~13.3	12.2~15.3
C	13.4~15.5	15.4~18.5
D	15.6~17.8	18.6~21.8
F	17.9~	21.9~

표 43 민첩성 테스트 평가표

② T자 민첩성 테스트

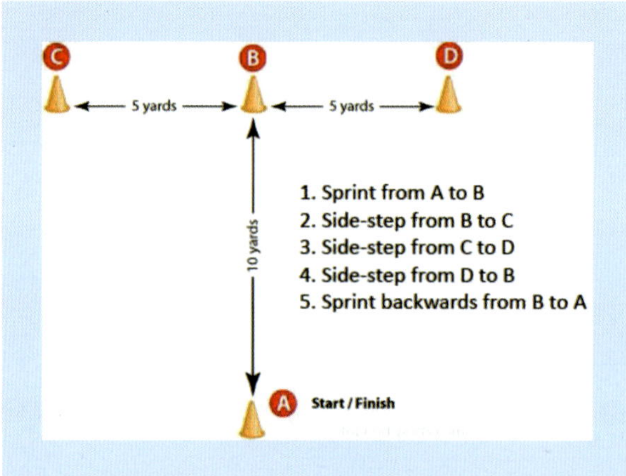

그림 154 T자 민첩성 테스트

1. 준비물: 초시계, 호각, 줄자, 콘(5야드: 4.5m, 10야드: 9m)

2. 방법

1) A에서 B로 최대한 빠르게 달려 콘을 가볍게 터치한다.
2) B에서 C로 옆으로 움직여 콘을 가볍게 터치한다.
3) C에서 D로 옆으로 움직여 콘을 가볍게 터치한다.
4) D에서 B로 옆으로 움직여 콘을 가볍게 터치한다.
5) B에서 A로 뒤로 최대한 빠르게 뛰어 들어온다.
6) 연습 횟수에 제한을 두지 않는다.
7) 2회 측정 후 가장 잘 나온 점수를 기록한다.

* 검사자가 시범을 보인다.

3. 주의사항

1) 시선은 전방을 유지한다.
2) 부정출발은 재측정을 진행한다.
3) 재측정 기회는 3번이다.
4) 3회 실격(재측정)은 F등급으로 기록한다.
5) 옆으로 움직일 때(Side step) 발이 교차되지 않도록 한다.

- 사각형, 셔틀런, 일리노이 어질리티

상체 파워 테스트 평가표		
등급	**남자**	**여자**
A	~9.4	~10.4
B	9.5~10.4	10.5~11.4
C	10.5~11.4	11.5~12.4
D	11.5~12.4	12.5~11.4
F	12.5~	11.4~

표 44 스피드, 민첩성 테스트 평가표

(7) 지구력 테스트

- 20M 셔틀런

4. 프로그램 작성 및 선수 분류

선수를 비슷한 체력을 가진 선수끼리 분류하는 것은 퍼포먼스 코치의 인원은 적고 관리해야 할 선수의 인원은 많기 때문에 효과적인 관리 방법이다. 많은 형태의 분류 방법이 존재하지만 아래의 분류법은 저자가 많이 사용하는 예시다. 팀에서 선수를 관리하는 코치들은 아래의 표를 참고하여 자신만의 분류법을 만들어 사용하면 좋을 것이다. 분류의 순서는 첫 번째 분류를 통과한 선수는 두 번째 분류를 진행하고 두 번째 분류를 통과한 선수는 세 번째 측정을 통한 분류를 한다. 만약 세 번째 분류에서도 좋은 수준이면 체력을 유지하는 프로그램으로 전환한다.

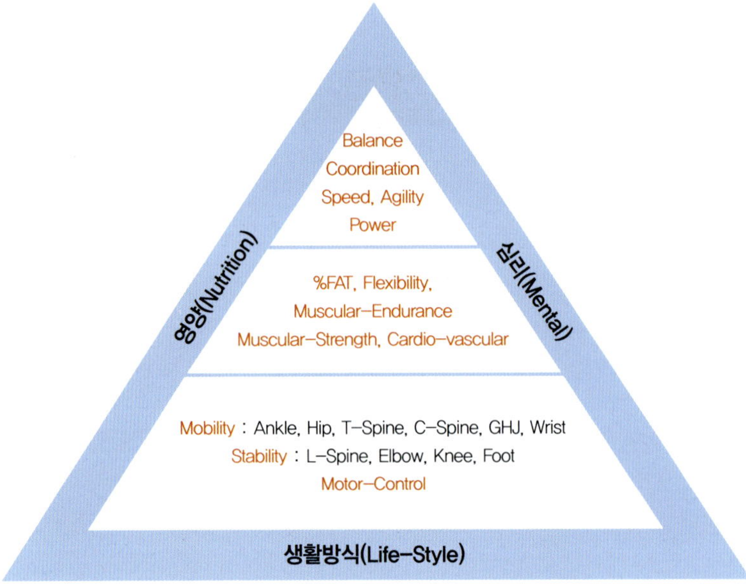

그림 155 선수 체력에 따른 계층구분

아래의 육각형 표를 만든 이유는 선수의 현 상태를 직관적으로 알아볼 수 있도록 간결하게 정리하는 것이 선수 관리에 효과적이기 때문이다. 선수의 컨디션 관리 프로그램을 작성하기 위해서는 현재 선수의 상태를 정확하게 파악하는 것이 우선이다. 많은 요소가 있을 수 있으나 저자는 6가지 형태로 구분을 하여 선수의 현재 상태를 파악하는 예시를 만들었다. 생활양식은 수면, 행동 습관, 일상적 움직임 등등을 파악하여 선수에게 현재 문제가 있는 것과 잘되고 있는 것을 구분한다. 영양상태의 파악은 하루 세 끼를 규칙적으로 식사하는지, 음식의 종류는 어떤 것들인지(건강식, 정크푸드), 식사하는 음식의 칼로리는 어떠한지를 파악한다. 심리적인 부분은 선수가 심리적 약점과 강점은 어떤 것들이 있는지 파악한다. 체력 파트의 검사는 아래에서 다시 언급하도록 하겠다.

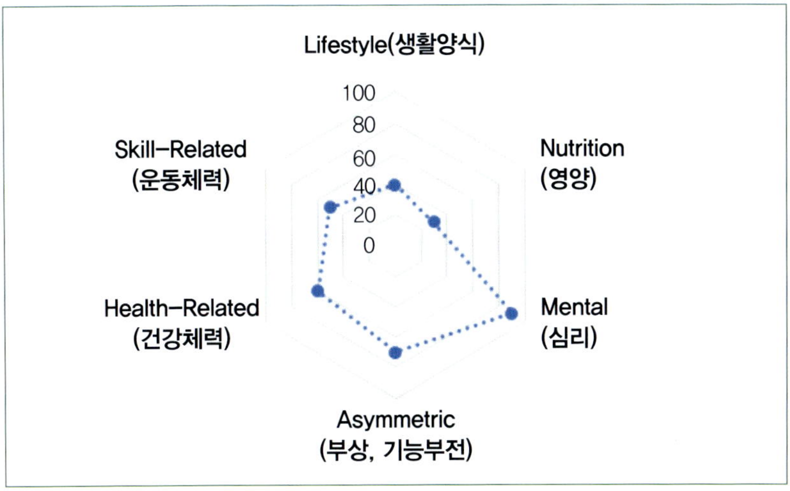

그림 156 선수의 현재 상태파악 예시

(1) 첫 번째 분류(부상과 기능부전)

첫 번째 분류에서는 부상과 기능부전의 유무를 파악하는데 그 의미가 있다. 이 단계에서는 일반적으로 부상을 평가하기 위해 병원(의사)의 진료와 함께 FMS(MSMC)와 같은 기능성 테스트를 해서 분류를 한다. 이 분류작업에 의해 팀과 선수 개인의 교정운동 프로그램이 만들어지게 된다.

처음에 하는 분류는 교정운동이 필요한 선수, 트레이닝이 필요한 선수, 체력을 유지 해야 하는 선수로 분류를 한다. 이 단계에서는 종목과 관계없이 정상적인 범주 안에서 평가하는 것이 좋다.

1. 교정운동이 필요한 선수	• 현재 부상 또는 움직임의 문제가 있는 선수 • 가동성, 안정성, 근-신경 조절 트레이닝 필요
2. 건강체력 회복이 필요한 선수	• 건강체력의 약점을 가지고 있는 선수 • 신체 조성, 유연성, 근지구력, 근력, 심폐지구력 등
3. 운동체력 향상이 필요한 선수	• 운동체력의 약점을 가지고 있는 선수 • 평형성, 협응성, 스피드, 민첩성, 순발력

그림 157

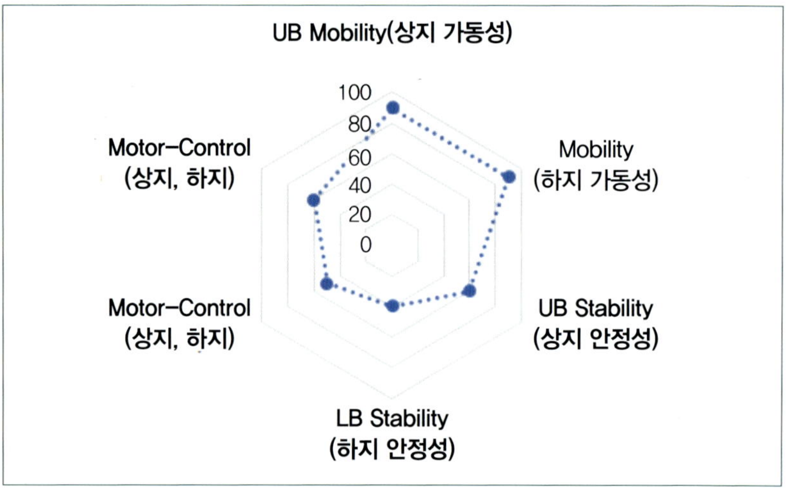

그림 158 부상 및 기능부전 예시

(2) 두 번째 분류(건강체력 상태 분류)

두 번째 분류작업은 건강체력 상태를 확인하는 단계로 신체조성, 유연성, 근지구력, 근력, 심폐지구력 등의 능력을 평가하는 단계다. 이 단계에서는 스포츠의 특이성을 적용하여 각 항목의 중요도 비율을 조절하여 사용하는 것이 좋다. 평가를 통한 분류로 트레이닝의 가이드라인을 잡는다. 선수의 부족한 건강체력을 파악하여 트레이닝 프로그램을 만든다. 양적 평가와 함께 질적 평가도 같이 해야 측정과 트레이닝 과정 중 부상을 예방할 수 있다.

신체 조성 (% FAT)	• 종목의 특이성에 맞춰서 체지방 정도에 따라 분류 작업 필요 • 체지방 미달, 정상, 비만, 고도비만
유연성 (Flexibility)	• 상지, 몸통, 하지의 유연성으로 구분하고, 유연성의 정도로 분류 • 과유연성, 유연성 나쁨, 유연성 매우 나쁨
근지구력 (Muscular-Endurance)	• 상지, 몸통, 하지로 구분하고, 근지구력의 정도로 분류 • 매우 좋음, 좋음, 보통, 나쁨, 매우 나쁨
근력 (Muscular-Strength)	• 상지, 몸통, 하지로 구분하고, 근력의 정도로 분류 • 매우 좋음, 좋음, 보통, 나쁨, 매우 나쁨
심폐지구력 (Cardio-vascular)	• 심폐지구력의 정도로 분류 • 매우 좋음, 좋음, 보통, 나쁨, 매우 나쁨

그림 159 건강체력 분류

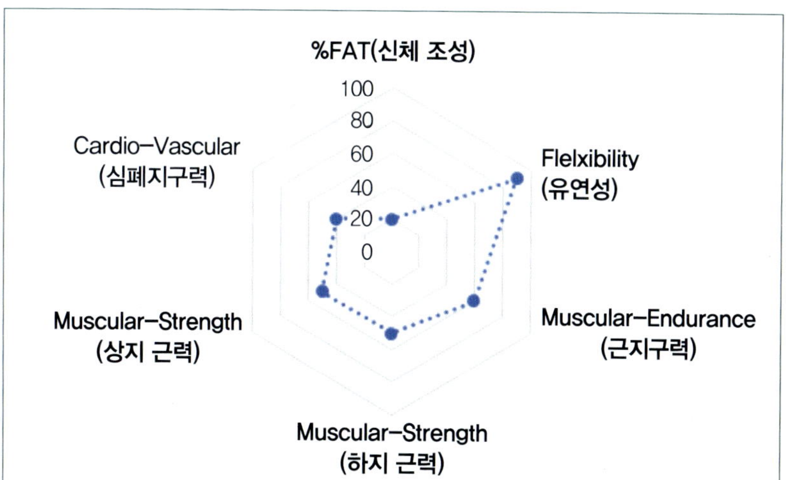

그림 160 건강체력 분류 예시

(3) 세 번째 분류(운동체력 상태 분류)

세 번째 분류는 운동체력 상태를 평가하여 분류하는 단계다. 이 단계에서는 평형성, 협응성, 스피드, 민첩성, 순발력의 능력을 평가하는 단계다. 이 단계에서는 스포츠의 특이성을 적용하여 각 항목의 중요도 비율을 조절하여 사용하는 것이 좋다. 평가를 통한 분류로 퍼포먼스 트레이닝의 가이드라인을 잡는다. 선수의 부족한 운동체력을 파악하여 트레이닝 프로그램을 만든다. 양적 평가와 함께 질적 평가도 같이 해야 측정, 퍼포먼스 트레이닝 중 부상을 예방할 수 있다.

평형성 (Balance)	• 움직임의 형태로 정적, 동적 문제 파악, 한발, 양발의 문제로 구분 • 매우 좋음, 좋음, 보통, 나쁨, 매우 나쁨
협응성 (Coordination)	• 여러 과제를 동시에 처리하는 능력으로 시각, 소리, 팔, 다리 • 팔-다리, 오른팔-왼팔, 오른발-왼발, 직선과 대각선 등등으로 구분
스피드 (Speed)	• 출발력이 중요하며, 거리에 따라 10M, 20M, 30M, 50M • 가속력을 평가하여 매우 좋음, 좋음, 보통, 나쁨, 매우 나쁨
민첩성 (Agility)	• 방향을 전환하는 능력으로 전후, 좌우, 90도 회전, 180도 회전 • 매우 좋음, 좋음, 보통, 나쁨, 매우 나쁨
순발력 (Agility)	• 상지, 몸통, 하지로 구분하고, 스포츠 종목에 따라 반복 횟수 적용 • 매우 좋음, 좋음, 보통, 나쁨, 매우 나쁨

그림 161 운동체력 분류

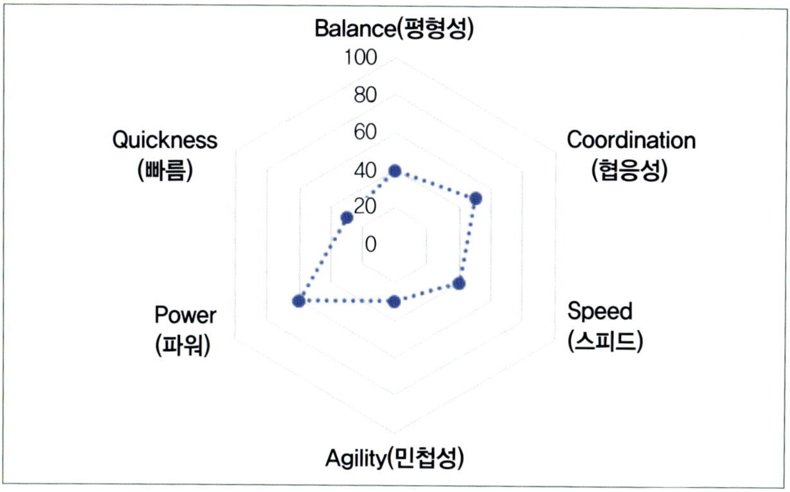

그림 162 운동체력 분류예시

(4) 네 번째 분류(통합 분류)

선수단을 통합 분류를 하는 목적은 선수를 관리해야 하는 퍼포먼스 코치는 선수의 현재 몸 상태를 정확하게 파악하고 있어야 하기 때문이다. 정확하게 파악하기 위해서는 항목별로 선수들을 그룹화 하여 작성해 놓고 트레이닝을 지도할 때 지참하여 참고하는 게 좋다. 또한 예를 들어 트레이닝 시 그룹별로 가동성이 필요한 선수, 안정성이 필요한 선수, 근-신경조절운동이 필요한 선수를 묶어주면 3개의 그룹으로 개인에 맞는 교정운동을 지도하고 관리할 수 있다. 건강체력과 운동체력 지도 시 구분된 자료를 보면 선수의 약점을 지속적으로 인지하면서 트레이닝시킬 수 있다는 장점이 있다. 이 또한 저자가 사용하는 방법이므로 종목이나 팀과 코치의 필요에 의해 이런 분류체계를 가지면 도움이 될 것이다.

대분류	중분류	선수 NO(포지션별 분류)		
		투수/공격	내야수/미드필더	외야수/수비
1. 교정운동 필요	가동성 필요한 선수			
	안정성 필요한 선수			
	근-신경 운동 필요한 선수			
2. 건강체력 향상	신체 조성 조절이 필요한 선수			
	유연성 회복이 필요한 선수			
	근지구력 회복이 필요한 선수			
	근력 회복이 필요한 선수			
	심폐지구력 회복이 필요한 선수			
3. 운동체력 향상	평형성 향상이 필요한 선수			
	협응성 향상이 필요한 선수			
	스피드 향상이 필요한 선수			
	민첩성 향상이 필요한 선수			
	순발력 향상이 필요한 선수			

표 45 선수단 통합 관리 차트